居家治疗肺结核患者自我管理行为研究

张 乐 著

山东大学出版社

图书在版编目(CIP)数据

居家治疗肺结核患者自我管理行为研究/张乐著.
—济南:山东大学出版社,2016.10
ISBN 978-7-5607-5665-3

Ⅰ.①居… Ⅱ.①张… Ⅲ.①肺结核—防治
Ⅳ.①R521

中国版本图书馆 CIP 数据核字(2016)第 272771 号

责任策划:毕文霞
责任编辑:唐　棣　毕文霞
封面设计:张　荔

出版发行:山东大学出版社
社　址　山东省济南市山大南路 20 号
邮　编　250100
电　话　市场部(0531)88364466
经　销:山东省新华书店
印　刷:山东省英华印刷厂
规　格:720 毫米×1000 毫米　1/16
16.75 印张　350 千字
版　次:2016 年 10 月第 1 版
印　次:2016 年 10 月第 1 次印刷
定　价:45.00 元

前　言

世界卫生组织提出“在人类健康长寿的影响因素中，遗传因素占15%，社会因素占10%，医疗条件占8%，气候因素占7%，而60%则取决于自我管理行为”。目前，自我管理行为被广泛应用于慢性病防治领域。

慢性疾病是一种长期性的、进行性的正常的生理功能降低，它不仅给患者带来身体上的伤害，而且还带来心理上的冲击，需对患者进行干预，进行合适的理论指导。有效的自我管理，不仅可以帮助患者监测自己的病情，提高对生活质量的满意度，而且还可以对其行为和情绪进行调节。肺结核患者的疗程较长，也需要加强其自我管理能力。

我国正处于3次卫生革命的交叉阶段，慢性非传染性疾病已经成为人类健康的主要威胁，但防控传染病、寄生虫病和地方病的任务尚未完成，这些疾病甚至有加剧的趋势，例如结核病大有死灰复燃之势。据世界卫生组织统计，我国肺结核年新发病例约130万，居世界第二位，是全球22个结核病高负担国家之一，因此，肺结核病已成为我国重大的社会问题和公共卫生问题。

传染病的控制策略均为“控制传染源、切断传播途径和保护易感人群”，肺结核病的控制也不例外。加强对肺结核患者的管理，有助于控制传染源及切断传播途径，但是在我国由于社会、经济等原因，肺结核患者以居家治疗为主，因此，肺结核患者也以自我管理为主。因此，提高肺结核患者的自我管理水平，对于预防和控制肺结核具有十分重要的意义。

目前，自我管理在我国卫生领域已得到一定程度的应用，但多集中在高血压、糖尿病等常见的慢性病，关于传染病患者自我管理的研究却极少，这在一定程度上是因为传染病患者绝大多数是在传染病防治机构治疗。但是肺结核患者与一般的传染病患者不同，因为前者以居家治疗为主。同时，由于其传染性，肺结核患者与一般的慢性病患者也不同，因此，现有的慢性病患者自我管理量表很难直接用于对肺结核患者自我管理行为水平的测评。而了解肺结核患者自我管理的现状，确定需要干预的重点人群，并在此基础上采取有针对性的干预措施,都需要一个科学、合理的测评工具。因此,肺结核患者自我管理行为量表的编制成为目前亟待解决的难题。

本书旨在编制一套科学的肺结核患者自我管理行为量表,并将其应用于实践。全书内容共包括三篇,其中,第一篇为肺结核患者自我管理行为量表的编制,第二篇为肺结核患者自我管理行为测评及影响因素分析,第三篇为肺结核患者自我管理行为干预效果评价及影响因素分析。本书的成果可以为相关部门采取有针对性的干预措施提供实证依据。

本书的所有数据资料均来源于泰山医学院横向课题“政府干预与自我管理的耦合研究”,本书亦是该课题的重要成果之一。本书的完成得到我的妻子曹爽女士及儿子张珈宁的大力支持,在此表示感谢。

由于作者的能力,本书中错漏讹误之处在所难免,还望诸位读者多多批评指正。

张　乐

2016 年 10 月 12 日

目　录

第一篇　居家治疗肺结核患者自我管理行为量表的编制研究

第二篇　肺结核患者自我管理行为测评及影响因素分析

第三篇 肺结核患者自我管理行为干预效果评价及影响因素分析

附 录

第一篇

居家治疗肺结核患者自我管理行为量表的编制研究

第一章 概 述

第一节 研究背景

世界卫生组织提出“在人类健康长寿的影响因素中,遗传因素占15%,社会因素占10%,医疗条件占8%,气候因素占7%,而60%则取决于自我管理行为”。目前,自我管理行为被广泛应用于慢性病防治领域。

慢性疾病是一种长期性的、进行性的正常的生理功能降低,它不仅给患者带来身体上的伤害,而且还带来心理上的冲击,需对患者进行干预,进行合适的理论指导。有效的自我管理,不仅可以帮助患者监测自己的病情,提高对生活质量的满意度,而且还可以对其行为和情绪进行调节。肺结核患者的疗程较长,也需要加强其自我管理能力。

我国正处于三次卫生革命的交叉阶段,慢性非传染性疾病已经成为人类健康的主要威胁,但防控传染病、寄生虫病和地方病的任务尚未完成,这些疾病甚至有加剧的趋势,例如结核病大有死灰复燃之势,因此,在未来很长一段时间内,传染病仍将是我国疾病预防控制工作的重要内容。

全国第五次结核病流行病学抽样调查结果显示,我国15岁及以上人群活动性肺结核的患病率为459/10万,涂阳肺结核患病率为66/10万。另外,据世界卫生组织统计,我国肺结核年新发病例约130万,居世界第二位,是全球22个结核病高负担国家之一,因此,肺结核病已成为我国重大的社会问题和公共卫生问题。

传染病的控制策略均为“控制传染源、切断传播途径和保护易感人群”,肺结核病的控制也不例外。加强对肺结核患者的管理,有助于控制传染源及切断传播途径,但是在我国由于社会、经济等原因,肺结核患者以居家治疗为主,因此,肺结核患者也以自我管理为主。因此,提高肺结核患者的自我管理水平,对于预防和控制肺结核具有十分重要的意义。

目前国内外关于肺结核患者自我管理行为的研究较少,而且多集中在自我管理行为的某一方面,例如依从性、废弃物管理、饮食管理等,因此,这些研究不能全面反映肺结核患者自我管理行为的现状。而关于肺结核患者整体自我管理行为的研究较少,且选择的评价指标太过随意,使得研究结果可信性不强。

目前,自我管理在我国卫生领域已得到一定程度的应用,但多集中在高血压、糖尿病等常见的慢性病,关于传染病患者自我管理的研究却极少,这在一定程度上是因为传染病患者绝大多数是在传染病防治机构治疗。但是肺结核患者与一般的传染病患者不同,因为前者以居家治疗为主。同时,由于其传染性,肺结核患者与一般的慢性病患者也不同,因此,现有的慢性病患者自我管理量表很难直接用于对肺结核患者自我管理行为的测评。而了解肺结核患者自我管理行为的现状,确定需要干预的重点人群,并在此基础上采取有针对性的干预措施,都需要一个科学、合理的测评工具。因此,肺结核患者自我管理行为量表的编制就具有十分重要的意义。

第二节 国内外相关研究进展

一、国外自我管理量表简介

国外常用的自我管理量表、问卷主要为:自我控制量表(SCS)、自我控制问卷(SCQ)、生活方式量表(LSA)、自我管理感知和实践量表(SMPP)、自我管理能力量表(SMAS-30)、慢性病自我管理研究测量表(CDSSM)、糖尿病保健评定量表(DCP)。详见表 1.1。

二、国内自我管理/自我管理行为量表简介

国内常用的自我管理或自我管理行为量表、问卷主要为:肾移植受者自我管理量表、血液透析患者自我管理行为评定量表、血液透析患者的自我管理行为问卷、癫痫患者自我管理行为问卷、腹膜透析患者自我管理行为问卷、糖尿病患者自我管理能力调查表、高血压自我管理量表等。各常用量表的内容见表 1.1。

表 1.1　国内外常用自我管理测评量表简介

量表名称	具体内容
自我控制量表(SCS)	SCS 由 Rosenbaum 教授于 1980 年编制,侧重对个体自我管理认知层面的测评。该量表由 4 个维度 36 个条目组成,4 个维度分别为调节情绪和生理反应的技巧、问题解决策略、延迟满足的能力、自我管理心理和行为反应的信心

续表

量表名称	具体内容
自我控制问卷(SCQ)	SCQ 由 Brandon 等人编制,主要用于健康方面自控行为的测量。包括饮食行为、锻炼行为、时间管理、情绪控制、社会行为和财政计划 6 个维度
生活方式量表(LSA)	由 Williams 等人编制而成,包括 4 个维度,共计 16 个条目。该量表均衡考虑了个体自我管理的认知和行为两个方面
自我管理感知和实践量表(SMPP)	SMPP 由 Castaneda 等人编制,主要用于面向工业组织情境中的自我管理感知和自我管理实践的测量。包括自我强化和自我管理实践两个子量表,包括 8 个维度,共计 48 个条目
自我管理能力量表(SMAS-30)	SMAS-30 由 Schuurmans 等人编制,主要用于测量老年人的自我管理能力,具有较高的信度和效度。该量表主要关注对资源的态度和方法以及策略而不是对具体行为的控制
慢性病自我管理研究测量表(CDSSM)	CDSSM 由美国学者 Lorig 等人编制,主要用于测评实施慢性病自我管理项目的效果。该量表主要包括自我管理行为、自我效能两个子量表,共 21 个条目
糖尿病保健评定量表(DCP)	由美国密西根糖尿病研究和培训中心于 20 世纪 90 年代研制而成,共 16 个分量表,234 个条目,主要用于评估与糖尿病及其治疗相关的社会和心理因素
肾移植受者自我管理量表	由庄桂敏编制,侧重对肾移植受者的自我管理水平进行测评。该量表由 4 个维度 28 个条目组成,4 个维度分别为饮食管理、治疗管理、躯体活动管理和社会心理管理
血液透析患者自我管理行为评定量表	由佘燕朝等人编制,主要用于血液透析患者自我管理行为的测量。包括 3 个维度 65 个条目,3 个维度分别为饮食自我管理行为、保持日常角色与功能及自我护理活动
血液透析患者的自我管理行为问卷	由罗世香等人编制而成,包括 4 个维度,共计 27 个条目。4 个维度分别为饮食及液体摄入行为、身体活动、心理社会行为及治疗行为

续表

量表名称	具体内容
癫痫患者自我管理行为问卷	由张晓艳等人编制，包括 6 个维度，共计 30 个条目。6 个维度分别为保持良好生活习惯、自我处置药物行为、自我监控症状行为、心理自我调整行为、出现新问题及时处理、定期复诊
腹膜透析患者自我管理行为问卷	由刘鹏飞等人编制，主要用于测量腹膜透析患者自我管理行为，包括 5 个维度，共计 13 个条目。5 个维度分别为透析操作、服药、营养摄入、控制水盐及病情监测
糖尿病患者自我管理能力调查表	由梁玉民等人编制，主要用于测评糖尿病患者自我管理能力。包括 4 个维度，共计 20 个条目。4 个维度分别为生活资料、诊疗资料、心理因素及对疾病的态度、接受健康教育与否及自我监测能力
高血压自我管理量表	由刘萍等人研制而成，包括 3 个维度，共计 42 个条目。3 个维度分别为医疗行为的管理、角色管理、情绪管理

第三节 研究目的

本研究旨在编制一套科学、合理的肺结核患者自我管理行为量表，从而为相关部门开展评价工作提供可靠的工具。具体目标为：

(1)编制肺结核患者自我管理行为量表。

(2)对编制的肺结核患者自我管理行为量表进行信效度检验。

第四节 研究内容

一、国内外相关研究进展

此部分内容包括自我管理内涵的界定，自我管理在卫生领域的应用，并具体到对国内外在自我管理方面的研究进展进行综述。

二、肺结核患者自我管理行为量表的编制

(一)操作性定义及内容框架的确定

操作性定义的确定是编制量表的基础，本研究在文献复习的基础上，参考

相关专家的意见，确定肺结核患者自我管理行为的定义，并在此基础上初步确定将要构建的量表所包含的维度，以及各维度所包含的具体内容。

（二）条目池的形成

在确定了操作性定义及内容框架的基础上，对其进一步细化分解，结合文献复习、专家咨询以及焦点人物访谈的结果，形成肺结核患者自我管理行为量表的条目池，以供进一步的筛选。

（三）条目的进一步筛选

初步确定的条目池相对粗糙，需要进一步的筛选及精细化处理。本研究采用 Delphi 专家咨询及相关分析等多种方法相结合，对初步构建的条目池进行筛选，以确定最终的条目，并对量表的形式及赋值方法进行确定，从而形成暂定版测评量表。

三、测评量表的信效度检验

暂定版测评量表尚待进一步地检验，在现场试验的基础上，对量表的信效度进行评价。

第五节　研究思路与方法

量表的构建是一个复杂的系统工程，因此，在对其进行研究时，需要有逻辑的思路、科学的方法以及便于操作的步骤，方能使得研究有章可循、有据可依。

一、研究思路

一般意义上，研究计划步骤表现为：计划的各项措施与安排以及计划内容的完整性。

（一）明确研究课题的内涵

明确研究对象、问题和方法，部署所要研究的问题，特别是对某项目具体行动步骤进行设计，采取收集资料和量表编制行动结合的方法。把研究计划付诸行动，在行动过程中，不断发现问题、研究问题，并根据行动的实际情况随时调整计划、完善行动，以及在良性的状态中解决问题。

（二）阐述课题研究的背景

即根据什么、受什么启发而开展本项研究的，以及此项研究的目的和意义，也就是为什么要研究，研究的价值是什么，解决什么问题；还有国内外研究的历史和现状，以及本课题研究的特色或突破点是什么。认真、仔细地查阅与本课题有关的文献资料，了解前人或他人对课题或有关问题做过哪些研究及其研究的指导思想、研究范围、方法、成果等。把已有研究成果作为自己的研究起点，并从中发现以往研究的不足。确认自己的创意，从而确定自己研究的特色或出发点。这样，既可以更加突出本课题研究的价值、意义，也可以使自己开阔眼界、受到启发、拓展思路。

(三)对研究范围边界的确定

本研究有一定的研究范围。其一是对研究对象总体范围进行界定，其二是对一些研究对象的模糊概念进行界定。这既关系到研究对象如何选取，也关系到研究成果的适用范围。(1)对研究对象总体的范围进行界定。(2)对研究对象的模糊概念进行界定。(3)关键概念的界定。对研究课题中的一些关键概念必须下比较明确的定义，使本研究在确定的范围内开展，做到研究思路明确清晰，具有可操作性，使本研究成为一个有确切涵义的研究。

(四)确定课题研究的内容

树立科学发展观，注重从理论先行，善于解决热点问题、关键问题，准确选定科学问题，分析难点问题，以及辨别问题根本原因，从而得出解决方案，确立最佳方案。有效运用工具表单、问题陈述检查表(构成要素)，以及有关问题陈述的分析等，具体研究内容不再赘述。

二、研究方法

(一)文献法

利用文献情报分类回顾分析法和文献资料分析优选法对国内外已开展的自我管理研究进行回顾性分析，对已有的自我管理的条目进行收集、汇总与分析。主要来源是中文数据库CNKI、CBM、万方数据库等，检索词为：慢性病、肺结核、自我管理、量表编制等，以及外文数据库Medline、Proquest、Elsevier、PubMed等，以及政府文件、政府网站、报告等。

主要成果：

(1)国内外自我管理的相关研究现状。

(2)肺结核患者自我管理行为的操作性定义的形成。

(3)肺结核患者自我管理行为量表内容框架的初步形成。

(4)肺结核患者自我管理行为量表备选条目的形成。

(二)头脑风暴法

头脑风暴法是由美国创造学家A. F. 奥斯本提出的一种激发性思维的方法，该法一般邀请10～15名相关领域的专家，通过无限制的自由联想和讨论，以产生新观念或激发创新设想。本研究邀请12名在结核病防治实践和理论研究领域享有盛名的权威专家，对文献研究中所形成的备选指标库进行论证，从而形成初期测评量表，以供进一步的筛选之用。

(1)肺结核患者自我管理行为量表内容框架的最终确定。

(2)量表构架及条目筛选原则的确立。

(3)肺结核患者自我管理行为初期量表的形成。

(4)对备选条目的内涵、测量方法及其收集方式等进行界定。

(三)Delphi 专家咨询法

Delphi 法本质上是一种反馈匿名函询法，目前已在众多领域得到广泛的应用。本研究对初选的条目库进一步筛选的方法之一就是改进的 Delphi 法。

1.专家的选择

选择在肺结核防治、心理学、社会医学、卫生事业管理或其他相关领域工作 10 年以上，具有副高级以上职称或硕士学位以上文化程度的专家，共 30 名。

2.咨询的实施

通过邮寄或电子邮件的方式，向专家介绍本次咨询的背景、任务和意义，开始专家咨询。请专家根据自己的专业知识，针对指标的重要性、灵敏性及可操作性作出分析判断，收回咨询反馈信息后，分析专家的积极系数、专家意见的协调程度。专家意见的协调系数较高且有显著性时，结束咨询。根据专家意见相应调整量表条目。

3.根据研究目的制定访谈提纲，对专家就条目的筛选和评价方法进行面对面半结构式访谈。

(四)现场调查

1.样本地区的确定

研究采用多阶段分层整群抽样的方法，按照经济发展水平的高低，将山东省地市级行政区域划分为经济水平高、中和低 3 类，分别从 3 类地区选择济南市、潍坊市和菏泽市，然后分别从 3 个市选择 2 个县(市、区)，共计 6 个县(市、区)作为样本地区，分别为历下区、槐荫区、奎文区、寿光市、单县和曹县。

2.样本人群的确定

样本人群为明确诊断为肺结核的患者。

纳入标准：①肺结核患者的诊断均符合《肺结核诊断标准(WS288-2008)》；②年龄在 18 岁以上；③能正确应答且能回答问题，能独立或通过研究者帮助填写所需研究问卷；④同意参加本研究。

剔除标准：①患者患有精神异常及智力障碍者；②患者本人要求终止和极度不合作者；③体质过分虚弱，不能完成问卷者；④神志不清、不合作、语言表达不清者;⑤伴神经系统疾病或严重躯体功能损害者,如四肢活动障碍影响正常生活及工作。

3.样本量的确定

编制量表时,预试对象人数以问卷中包括最多条目的“分量表”的 3～5 倍人数为原则。学者 Tinsley 建议,进行因子分析时,每个条目与预试样本数的比例为 1∶5 到 1∶10 之间,如果受试者总数在 300 人以上时,这个比例便不太重要;另一学者 Comrey 也认为量表条目数与预试人数比例为 1∶5 较为适宜。本研究拟建立的肺结核患者自我管理行为量表需要进行因子分析,预试条目数为 48,根据条目数与预试人数比例为 1∶10,考虑到一定的失访率,暂定样本含量为 550 人。

4.调查方法

利用编制的量表及自制的问卷对选定的样本人群进行面对面的调查,量表为肺结核患者自我管理行为量表,问卷为肺结核患者基本情况调查问卷。

(五)统计与分析方法

对原始数据资料进行编码整理后,全部输入计算机,用 Access 建立数据库,在进行逻辑分析和处理后,在统计软件 SPSS17.0 上进行数据分析。研究所采取的分析方法如下:

1.用一般描述性分析、$\overline{x}$ 检验、权威系数、协调系数等方法分析 Delphi 专家咨询的结果,并对量表各维度及条目的测评分数进行描述。

2.采用临界比法、相关分析法及因子分析法对量表的条目进行筛选。

3.应用克朗巴赫 α 系数、分半信度检验量表的信度,应用主成分分析法检验量表的结构效度。

第六节　技术路线

本研究以自我管理理论为指导,在大量文献复习及半结构化访谈的基础上形成量表的条目池,之后采用 Delphi 专家咨询、反头脑风暴法对量表条目进行初步的筛选,形成初期量表。再采用临界比法、相关系数法及因子分析法对条目作进一步的筛选,从而形成暂定版量表,然后通过现场试验对量表的信度、效度及区分度等进行检验,通过检验后可形成正式测评量表。技术路线如图 1.1 所示。

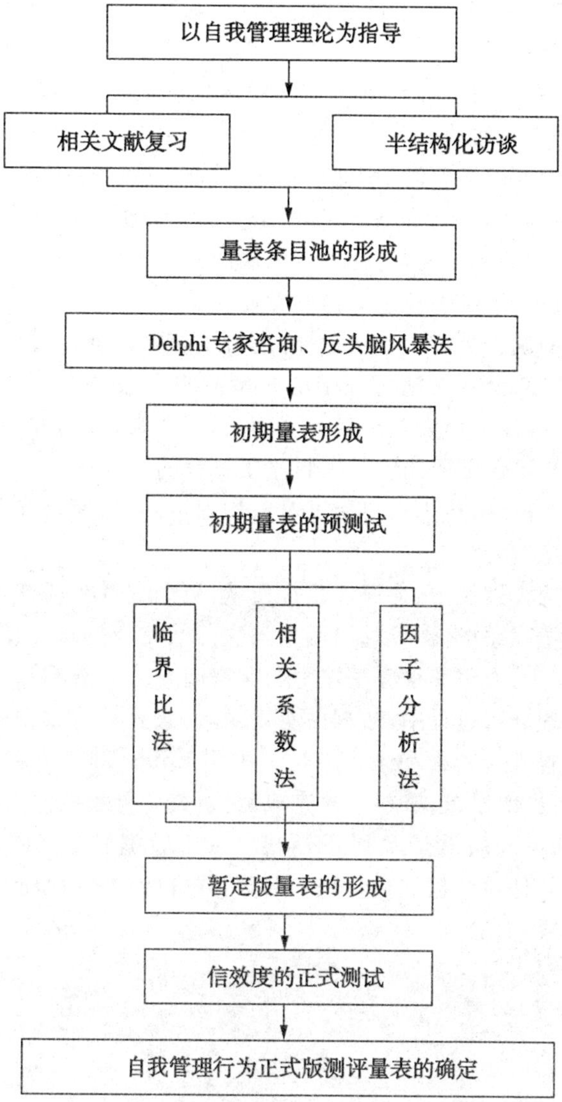

图 1.1　肺结核患者自我管理行为量表编制的技术路线

第七节　质量控制

本研究对肺结核患者自我管理测评量表编制的几个关键点进行了缜密的策划设计，在指标设计与初选、Delphi 专家咨询、数据统计处理和实证研究等阶段采取了必要的质控措施。

(1)量表经编制者反复筛选、斟酌条目，广泛征求量表编制专家、心理学专家、呼吸内科专家、护理学专家的意见与建议，并在条目筛选阶段已经请相关领域的 12 位专家对每个条目进行了评定及建议。本量表的编制策略、总体规划、理论的应用等方面得到了心理测量学与呼吸内科、护理学诸多专家的指导，以尽可能减少设计方面的疏漏。

(2)在设计专家咨询表时，广泛听取专家的意见，进行预调查，并根据调查结果进一步完善调查表，增加研究的可行性和科学性。为保证调查质量，严格限制专家组人员的纳入标准，选择在结核病防治、心理学、社会医学及卫生事业管理等领域从事 10 年以上技术工作的专业人员。

(3)本研究的调查员均由专家指导，进行了统一培训。培训内容包括：调查的目的、方法、技巧，调查实施过程中的质量控制方法，调查中可能出现的问题和应对措施等。确保每位调查员目的明确、思路清晰，对调查的科学性、规范性都有深刻的认识，可保证不同区域资料收集过程的一致性。

(4)调查开始前，入选机构与受试对象均知情同意，使调查问卷的质量得到了保证。

(5)在现场调查过程中，为保证调查质量，被调查者在调查员在场的情况下填写调查问卷，填写完毕，当场收回调查问卷。同时，对调查问卷中漏填或多填项目进行补充纠正，力争获得完整填写的调查问卷。

(6)资料整理分析过程中，数据由专人录入，录入前对数据录入人员进行专业培训，了解调查表的结构和录入方法。采用 Epidata3.0 软件进行数据录入，所有资料均进行二次录入，资料录入完成后，研究者再随机抽取 5%的原始调查表和资料，检查录入的质量和纠正错误。录入数据转成 SPSS 数据库后，用 SPSS17.0 统计软件对数据进行整理和清理，并进行计算机逻辑检查。

第二章　理论及方法学基础

第一节　量表编制的理论与方法

一、量表编制的基本步骤

（一）拟定编制量表的计划

当研究者决定编制一份量表时，首先须拟定编制量表的计划。此份计划包括决定应搜集哪些相关的数据、编制的进度、样本的选取、经费预算、编制完成所需的时间等。

（二）搜集资料

不同的量表所涉及的数据当然就有所不同，在文献的搜集上当然有很大的差别。编制者必须先了解量表的性质，然后才决定所搜集资料的方向。

（三）拟定量表的架构

编制者可以参考某一个学者的看法，或是综合数个学者的理论拟出所要编制量表的架构。假如此量表有若干个分量表，编制者应先将其定义写出来，以利而后编制题目之用。

（四）编制题目

当量表的架构定出来之后，编制者即可参考所搜集来的其他的量表资料来编题。通常为了将来有删题的空间，编制者大约要比预定的题数多编 1/2 的题目。如一个分量表若需要 10 题，此时就需编 15 题。

（五）预试验

当题目编好后，编制者即需进行预试。亦即编制者要找一些受试者先对此份量表试做，以了解哪些题目是可用的。预试的样本至少应有 200 人，以利以后的项目分析之用。

(六)项目分析

项目分析(item analysis)的主要目的是针对预试的条目加以分析,以作为正式选题的参考。进行项目分析时,通常有两种方法可以使用,第一种方法是 t 检验法,第二种是相关分析法。在做项目分析时,这两种方法都是以单条目为单位来进行分析。以 t 检验而言,在进行项目分析时,是以该分量表总得分的高分组(前 25%的受试者)和低分组(后 25%的受试者)在每一条目得分的平均数进行差异比较。所得的值称为决断值(critical ratio,CR),CR 值必须高于查表的临界值,才具有鉴别力,有的学者建议 CR 值至少应达 3 以上为佳。

在应用相关分析法时,有两种方式,一种是含本条目在内所得的相关,另一种是不含本条目在内的相关。进行第一种相关法时,首先将每个受试者分量表的总得分算出来,然后以条目为单位,计算每一条目与总得分的相关。一般而言,相关系数至少应达 0.4 以上为佳。进行第二种相关法时,以每一条目和该题所在的分量表的总得分(不含该条目)求相关。一般而言,相关系数应达显著水平才算是具有鉴别力的条目。

(七)编制正式题目

编制者可根据项目分析的结果来进行选题,只要鉴别力合乎标准的题目都可以选为正式的题目。若项目分析所得各题的决断值都合于要求,则由高而低选出预定要的题数。

(八)建立信度与效度

一份好的量表必须具有相当的信度和效度。所谓信度即是指可靠的程度,而效度则是指有效的程度。有信度的量表通常具有一致性(consistency)、稳定性(stability)、可靠性(dependability)及可预测性(predictability)等。一份稳定可靠的量表,几次所得的结果一定是相当一致的,而且可透过此量表对受试者做预测用。而效度是指一个量表能够有效地测量到它所要测量的特质的程度。

二、如何拟定量表的架构

(一)决定量表的因素

一个量表究竟需要多少个分量表,主要是视所根据的理论而定。若是属于探索性的研究,并没有理论的基础,则其因素的多寡就需要用探索性的因素分析来决定。一般而言,若抽出的因素其特征值大于 1 的话,此项因素即可保留。

(二)决定正式量表的题数

一份量表究竟需要多少题,并没有一个定论。大约有几个指标可供参考:可用的时间(时间越长,题目就可越多)、所测特质的灵敏度(较不灵敏的特质通常需要较多的题目,才能区分出不同的群体)、分量表的多寡(分量表越多,所编的题数就会随着越多)。

（三）决定预编的题数

预编的题数通常都要比正式的题数多一些，对于常常编制量表的专家而言，预编的题数大约比正式的题数稍多几题即可。如正式的题数若定为10题，则只要预编12题或13题就可供筛选。但对于初学的编制者而言，最好多编几题，以免有太多不具鉴别力的题目出现。一般而言，预编的题数至少需比正式的题数多一半。

（四）决定量表的量尺

通常量表的量尺以五点或四点的型式为多，如五点量尺为"非常同意、同意、没意见、不同意、非常不同意"，四点量尺则将"没意见"去掉。究竟五点量尺还是四点量尺更佳，学者们各有不同的意见。有的学者认为比较不认真作答的人会有选"没意见"的倾向，结果造成所得的数据没有太大意义，因此以四点量尺较能看出作答者的态度。而有的学者则认为四点量尺有强迫作答者表态的意思，事实上有的问题是作答者所不了解的，"没意见"一项还是值得保留。这两种量尺都各有其优缺点，编制问卷的人可视其需要而采用其中的一种。有的学者将量表分成六点、七点，甚至九点，而人类的感觉知觉并不是那么灵敏，将量尺分得太多类，其实并没有太大的意义。

其次，有的学者认为将量尺分为"非常同意、同意、没意见、不同意、非常不同意"或是"非常同意、同意、不同意、非常不同意"，然后用加权计分可得分量表的总分。如在五点量尺时，非常同意得5分，同意得4分，以下以此类推。可是事实上，从非常同意至非常不同意之间并不是等距变量，而是次序变量。如非常同意至同意之间的距离，并不等于同意至无意见之间的距离。因此，在语意上不等距的情形下，予以等距的加权计分，并不符合统计的原则。在此，笔者认为只标示两端的语意，中间不标示各个量尺的名称，而只显示出其数字即可。以此种方式来表示量尺，当可避免不等距的加权计分，比较能符合统计的计分原则。

三、信度的检验

（一）重测信度

重测信度是用同一批受试者做同一份量表，然后以前、后两次测验的分数做积差相关。通常两次测验的间隔多以两周为度，有的量表甚至因其需要也有长达一个月或数个月的情形。两次测验的相关度越高，则代表其越具有稳定性。一般而言，0.7～0.9属高相关，0.4～0.6属中度相关，而0.3及以下则属低相关。

（二）内部一致性系数

只根据一次的测验结果来估计信度的方法是属于内部一致性的信度。最常用的系数是克朗巴赫(Cronbach) α 系数，其公式如下：

$$\alpha=\frac{n}{n-1}(1-\frac{\sum S_i^2}{S_x^2})$$

其中，α 为估计的信度，n 为题数，S_i^2 为每一题目分数的变异量，S_x^2 为测验总分的变异量。所得的克朗巴赫 α 系数越高，则代表其测验的内容越趋于一致。

其次，内部一致性系数还可用折半信度来求得，折半信度是将题目分成两半分别求得两个总分(通常是分为奇数题和偶数题)，然后再以积差相关求两个分数的相关。由于题目被分为两半，常会造成信度偏低的现象。因此，需要再加以校正。较常用的校正方法有斯布(Spearman-Brown)、福乐兰根(Flanagan)、卢隆(Rulon)等校正公式。

四、效度的检验

(一)效标关联效度

为了验证所编的量表是否具有效度，最常用的一种方法即是效标关联效度。此种方法是针对所编的量表找一个可参照的效标，假如所得的积差相关系数达中度相关以上(0.4 以上)，即代表此份量表具有相当的效标关联效度。一般而言，适当的效标需具有相当的可靠性，否则无法有效预测所编制的量表。

(二)结构效度

因素分析用在效度的考验方面可分为探索性因素分析(exploratory factor analysis)和验证性因素分析(confirmatory factor analysis)两种。当编制者在编制量表而没有理论作为根据时，只是由编制者依其概念将有关的题目编制出来，然后透过探索性因素分析了解所编的题目中究竟含有多少个因素。而当编制者采用某个理论来编制量表时，因为一个理论通常都会包含几个向度，亦即所编的量表相对的也会包含这几个分量表。为了验证此项量表所包含的分量表是否和所用的理论一致，验证性因素分析就可用来考验其效度。

在用探索性的因素分析时，通常量表的编制者并不会预先知道会有几个因素，而是看特征值大于 1 的因素有几个，就决定有几个分量表。此外，虽然在统计软件包上有多种方法可抽取因素，但是一般多半用主轴法(principal axis method)。至于在转轴方面，有正交转轴(一般较常用最大变异法 varimax)和斜交转轴(oblimin)两种。通常可先用斜交转轴试做，看其各因素之间的相关，若各因素之间是零相关，可改用正交转轴。若各因素之间有低相关(0.1～0.3)，当然是用斜交法进行转轴。此时，以斜交转轴所抽取的因素就可加以命名，并将各因素中各题的因素负荷量较小的题目剔除(一般小于 0.4 的题目可加以剔除)，然后重新进行一次因素分析，直至各因素所有题目的因素负荷量都达到 0.4 以上。假如是用正交法进行转轴，也是同样的方式，先将各因素命名，然后剔除因素负荷量未达 0.4 的题目，再重新进行因素分析。

另外在进行探索性的因素分析时，若是编制者综合若干个理论而合成一个量表(其中有几个分量表)，此时亦可先用斜交转轴做，但可指定因素的数目。如编制的量表有 5 个分量表，就可指定以 5 个因素来作因素分析。因素分析后的各因素间没有相关存在，可改用正交转轴。若各因素间的相关是低相关(0.1～0.3)，就以此斜交转轴的结果呈现各题的因素负荷量。若有两个因素间的相关达 0.4 及以上，即表示这两个因素有很大的重叠，应该将这两个因素合并为一个因素，然后再重新做斜交转轴，直到没有因素间的相关达 0.4 以上为止。

至于验证性的因素分析，则是量表的编制者根据某一个理论编出一个量表(其中有若干个分量表)，为了验证所编的量表是否符合原先的理论，此时可用验证性因素分析加以验证。在进行验证时，有 SPSS 的 LISREL(linear structural relations)软件包可以使用。例如所根据的理论若有 5 个因素，而验证性因素分析所做出来的结果也证明是这 5 个因素，此时即可说此量表具有建构效度。

第二节　行为产生理论

行为是人的日常生活所表现出的一切动作，是人在外界环境影响下引起的内在生理、心理变化的外在反应，具有目的性、可调控性、差异性、可塑性和创造性等特点。任何行为的产生都是诸多因素共同作用的结果，是一个复杂的系统过程，行为一旦发生，将会产生或大或小、或好或坏的影响。

行为产生的机理：当一个人产生某种需要尚未得到满足，就会处于一种紧张不安的心理状态中，此时若受到外界环境条件的刺激，就会引起寻求满足的动机。在动机的驱使下，产生满足需要的行为，向着能够满足需要的目标进行。当他的行为达到目标时，需要就得到了满足，紧张不安的心理状态就会消除，这时又会有新的需要和刺激，引起新的动机，产生新的行为。详见图 2.1。

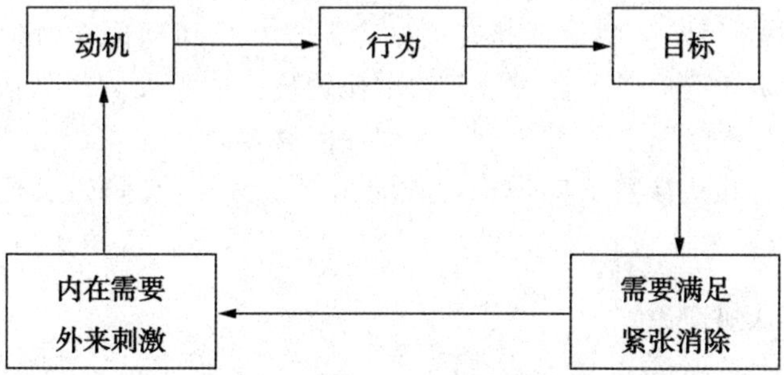

图 2.1　行为产生机理示意图

目前，关于行为产生与改变的理论较多，本文对这些理论进行简单介绍如下。

一、需要理论

所谓需要，是指人们对某种目标的渴求或欲望，内在需要是行为产生的根本动力，人的需要具有多层次性。马斯洛据此提出了著名的“需要层次论”，他认为人类的发展和需要的满足密不可分，人类的需要划分为5个层次，并认为人类的需要是以层次的形式出现的，按照其重要性和先后顺序，由低级到高级呈梯状排列，即生理需要→安全需要→社交需要→尊重需要→自我实现的需要。

二、动机理论

所谓动机是指人们为了某种需要，在外来刺激的作用下，而进行活动的意念和想法，动机是行为产生的直接动力，一般来说，人的行为是在某种动机的驱使下达到某一目标的过程。

三、认知、态度理论

该理论认为行为是在态度的基础上产生的，态度不同，产生的行为也将不同，同时，认知通过对态度的影响，也间接影响到行为的发生。反过来，行为也对人的认知和态度产生影响。

本研究借鉴以上行为产生的理论，主要应用认知、态度理论，探讨肺结核患者自我管理行为产生的路径和影响因素。

第三节　自我管理的理论基础

自我管理是基于对人类行为及其控制和改变的研究，有关人类行为的研究经历了从Freud的精神分析理论到Skinner的行为主义，从Rogers等人的人本主义到Bandura的社会认知理论的理论变迁。由于社会认知理论解决了个体行为在环境中如何发生变化及其有关概念的丰富性和理论探讨的深入性等优点，使得社会认知理论成为自我管理的主流理论。由于人们过分强调社会认知理论中的“自我效能”，以及这一个体认知性因素在改变人类行为和健康状况中的作用，从而将其从社会认知理论中独立出来。另外，自我决定理论也试图从不同的视角解释个体自我管理的形成过程，以下分别对这3种理论进行介绍。

一、社会认知理论

社会认知理论是20世纪70年代末美国心理学家Bandura的教育理论，在

90年代得到迅猛发展;其在传统的行为主义人格理论中加入了认知成分,形成了自己的社会认知理论。社会认知理论的主要内容及观点如下:

(一)三元交互决定论

行为到底是由外部力量决定的还是由内部力量决定的,长期以来存在两种决定论:个人决定论和环境决定论。个人决定论强调人的内部心理因素对行为的调节和控制,环境决定论强调外部环境因素对行为的控制。

美国心理学家Bandura在批判前人的基础上提出自己的理论,他的理论在于探讨环境、人及其行为之间的动态的相互决定关系。将环境因素、行为、人的主体因素三者看成是相互独立、同时又相互作用从而相互决定的理论实体。其中,个人的主体因素包括行为主体的生理反应能力、认知能力等身心机能。所谓交互决定,是环境、行为、人三者之间互为因果,每二者之间都具有双向的互动和决定关系。在三元交互决定论中,一方面,人的主体因素如信念、动机等往往强有力地支配并引导其行为,行为及其结果反过来又影响并最终决定思维的内容与形式以及行为主体的情绪反应;另一方面,个体可以通过自己的主体特征如性格、社会角色等引起或激活不同的环境反应,再者,行为作为人与环境之间的中介,是人用以改变环境,使之适合人的需要而达到生存的目的并改善人与环境之间的适应关系的手段,而它不仅受人的需要支配,而且还受环境的现实条件的制约。

(二)观察学习

Bandura认为,观察学习(亦称“替代学习”)是指一个人通过观察他人的行为及其强化结果习得某些新的反应,或使他已经具有的某种行为反应特征得到矫正。他按信息加工的模式对观察学习进行了分析,认为观察学习是由4个相互关联的子过程组成的,即注意过程、保持过程、产出过程、动机过程。注意过程指的是在观察时将心理资源开通的过程,它决定着观察者选择什么样的示范原型。第二个过程是对示范活动的保持,要对示范活动进行保持就必须以符号的形式把它表象化,从而保留在记忆中。观察学习主要依存于两个表象系统:表象和言语,其中,言语编码较之视觉表象在观察学习时更具有确实性。第三个过程,是产出过程也就是把符号表象转换成物理形式的外显行为的过程。最后一个过程动机过程是指观察者在特定的情境条件下由于某种诱因的作用而表现示范行为的过程。总之,观察学习只有在这4个过程都完成的基础上才能实现。

(三)自我效能

自我效能感是个体对自己与环境发生相互作用效验性的一种自我判断,自我效能感强的人能对新的问题产生兴趣并全力投入其中,能不断努力去战胜困难,而且在这个过程中自我效能也将会不断地得到强化与提高,相反,自我效能感差的人总是怀疑自己什么都做不好,遇到困难时一味地畏缩和逃避。

Bandura认为,个体在活动中是通过4个方面的信息来获得或形成自我效能感的。首先是实践的成功经验。实践成败经验即个体对自己的实际活动过程中所取得的成就水平的感知,成功经验增强其自我效能感,反之降低自我效能感。第二是替代性经验。替代性经验的效能信息,是指看到能力等人格特征和自己相似的他人,在活动中取得了成功的观察结果,能够使观察者相信当自己处于类似活动情境时也能获得同样的成功,从而提高观察者的自我效能感。第三是言语的劝导。言语的劝导是指接受别人认为自己具有执行某一任务的能力的语言鼓励而相信自己的效能。值得注意的是说服性的言语必须实事求是,调动个体的积极性。那些虚幻的、华而不实的劝导会适得其反。第四,身心状态会影响自我效能的水平,个体在追求目标时,自我效能通过生理唤起来影响行为改变。乐观积极的自己肯定信念能创造积极情感,消极情绪会产生挫败感,所以要变消极情感为乐观心态。由此可以看到,自我效能是可以通过个体在社会环境中来培养。

二、自我决定理论

自我决定理论是由美国心理学家Deci和Ryan等人在20世纪80年代提出的一种关于人类自我决定行为的动机过程理论。自我决定就是一种关于经验选择的潜能,是在充分认识个人需要和环境信息的基础上,个体对行动所作出的自由的选择。自我决定的潜能可以引导人们从事感兴趣的、有益于能力发展的行为,这种对自我决定的追求就构成了人类行为的内部动机。

自我决定理论涉及人的3个基本需要:能力需要、关系需要和自主需要,这些需要的满足导致人们产生幸福感和社会发展,因此被视为人本质的生活目标。自我决定理论把动机分为内部动机、外部动机和无动机3种类型。

(一)内部动机的类型

内部动机是人类固有的一种追求新奇和挑战、发展和锻炼自身能力、勇于探索和学习的先天倾向。它与个体的内部因素如兴趣、满足感等密切相关,是高度自主的动机类型,代表了自我决定的原型。Vallerand把内部动机分为3种类型:

1.了解刺激型

它是指个体为了获得新的知识,了解周围的事物,探索世界,满足个人好奇心或兴趣的动机类型。

2.取得成就型

它是与个体试图达到某一目标或完成某项任务相关的动机类型,在这种动机的调节下,个体遵循内在需要迎接挑战,超越自我。与了解刺激型动机比较,它具有更多的自我决定的成分。

3.体验刺激型

它是最具有自主性的内部动机形式，个体把行为完全接纳为自我的一部分。在这种情况下，个体从事某种活动是为了行为本身内在的快乐。

(二)外部动机的类型

外部动机是指人们不是出于对活动本身的兴趣，而是为了获得某种可分离的结果而去从事一项活动的倾向，例如为了获得高分或避免受到惩罚等。自我决定理论根据个体对行为的自主程度由低到高，把外部动机分为3种类型：

1.外在调节型

它是指个体的行为完全遵循外部规则，其目的是为了满足外在要求或是为了获得附带的报酬的一种动机类型。外在调节是外部动机最具控制的形式，没有内化发生，个体行为完全受到行为结果的影响。

2.摄入调节型

它是指个体吸收了外在规则，但没有完全接纳为自我的一部分，是相对受到控制的动机类型。在这种情况下人们从事一项活动是为了避免焦虑或责怪，或是增强自我。在这种动机的支配下，人们去做某件事是为了展示自己的能力(或避免失败)以维持价值感，还没有体会到是自我的真正部分。

3.认同调节型

它是指个体对一个行为目标或规则进行有意识的评价，如果发现这个行为是重要的，就接纳为自我的一部分的一种动机类型。个体更多地体验到自己是行为的主人，感觉到更少的冲突。它含有更多的自主或自我决定的成分，是最具有自主性的外部动机形式。

(三)无动机

无动机是最缺少自我决定的动机类型。它的特点是个体认识不到他们的行为与行为结果之间的联系，对所从事的活动毫无兴趣，没有任何外在的或内在的调节行为以确保活动的正常进行。Ryan等认为，只有一种方法可以促进人们的健康发展，那就是重视个人成长，重视自主、良好的友谊和社会服务，不断努力追求内源性目标，所谓“好的生活”就是个体为其个人成长、独立、与他人深厚的友谊和社会服务的努力过程。

第三章　量表的编制及检验

一、量表的编制

(一)量表编制策略

通过对整个研究过程进行总体筹划,对所应用的理论基础及定义进行界定,明确测评的目的、对象及测量学指标等,以确保测评工具的质量。在本量表的设计和编制过程中,采取了如下编制策略:

1. 操作性定义及内容框架

自我管理行为是基于对人类行为及其控制和改变的研究,是属于心理学的范畴。但由于自我管理与人们的工作、学习、健康息息相关,涉及范围很广,因此,很难对自我管理下一个全面统一的定义。鉴于自我管理尚无统一定义,不同的学者、不同的领域存在不同的见解。

慢性病自我管理是指通过系列健康教育课程教给患者自我管理所需知识、技能、信心以及和医生交流的技巧,帮助慢性患者在得到医生更有效的支持下,主要依靠自己解决慢性病给日常生活带来的各种躯体和情绪方面的问题。Corbin 和 Straus 认为自我管理的内涵主要包括 3 个方面:①疾病的医学管理;②日常生活的管理;③不良情绪的管理,即管理因疾病的不确定性所致的愤怒、忧虑、苦恼和抑郁等情绪变化及其对一个人的将来造成的影响。慢性病患者自我管理的内容因疾病不同而异,但主要包括:疾病的治疗管理;建立和保持在工作、家庭和朋友中的新角色;处理和应对疾病所带来的各种情绪。慢性疾病也有不同病种的特殊性,因此,自我管理还应包括各专科疾病特异性的内容。

本研究所指的肺结核患者自我管理行为是基于自我管理的三大理论基础,结合我国文化背景,同时参考 Corbin 的自我管理内涵,本研究将肺结核患者自我管理行为定义为肺结核患者在医护人员的协助下,通过管理症状、治疗、生理和心理社会变化,以做出生活方式改变。该定义为研究肺结核患者自我管理行为提供了一个可操作性的界定,同时为编制量表提供了分层及维度的依据。根据本研究所界定的肺结核患者自我管理行为的定义，自我管理行为包括症状管理、信息管理、依从性管理、隔离维度、日常生活管理、情绪管理6个维度。

(1)症状管理：本研究界定的症状管理是指肺结核患者主动使用处置措施或求助他人的帮助处理呼吸困难、咳嗽、咳痰的行为，以缓解病情。包括足够的应对行为、用氧、治疗药物的依从性、注意疾病严重性的变化，以及疾病加重时药物的自我调整。

(2)信息管理：本研究中的信息管理是指肺结核患者主动通过书籍、报刊、电视以及与医务人员沟通等获取与肺结核患者治疗、康复、检查、保健、药物相关的知识并对相关资料进行整理保存。

(3)日常生活管理：日常生活是指每个人都从事的衣食住行。在本研究中，日常生活管理是指肺结核患者采用主动的方式进行适当的运动，并且在饮食、活动方面注意避免诱发肺结核患者急性加重的因素。

(4)依从性管理：本研究中的依从性管理是指肺结核患者严格执行医嘱及相关规定，以利于疾病的康复。

(5)隔离管理：肺结核患者作为传染源具有一定的传染性，因此，必须对其采取一定的隔离措施，以避免疾病的进一步传播。所谓隔离管理是指肺结核患者采取必要的自我隔离措施，以避免疾病的传播。

(6)情绪管理：情绪是人所具有的一种心理活动，它是指人对客观事物是否满足需要的态度体验，具有较强的主观性。所谓情绪管理是指一个人对自己情绪的自我认识、自我控制、自我区分等能力和对他人情绪认识与适度的反应能力。本研究所界定的情绪管理是指肺结核患者通过对自己情绪的自我认识、自我控制、自我区分，主动采取与人交谈、转移注意力、求助专业人员等方法处理肺结核患者所引起的忧虑、苦恼和抑郁等情绪变化。

2.量表的形式

依据科学、简洁、实用、可操作的原则，本研究对拟编制的肺结核患者自我管理行为量表按照5个方面确定内容与结构，每个方面为一个维度或因子，采用自陈式测试题，采取“没有、很少、有时、经常、总是”五点等距评分法，依次赋值为1、2、3、4、5，由被试者根据自身的实际情况选择相应的选项，得分越高说明自我管理行为越好，分量表及总量表得分为其所包含的各个条目得分之和(见表3.1)。

表 3.1　　肺结核患者自我管理行为量表条目库

编码	条目
1	咯血时服用止血药，保持呼吸道的畅通
2	突然出现剧烈的咳嗽、咳痰、体温升高、胸痛、胸闷、呼吸困难、明显气促等，及时就医
3	无气促时，自行进行呼吸训练
4	气促较明显时，进行氧疗
5	咳嗽咳痰时，使用有效的方法清除呼吸道痰液（如有效的咳嗽法、胸部叩击法等）
6	身体无水肿，痰较多、较稠时多喝水
7	积极治疗合并症，预防和控制并发症
8	关注药物的不良反应、效果、剂量
9	通过各种方式学习肺结核病相关知识
10	与其他肺结核患者交流疾病相关知识
11	避免吃过冷、硬、油腻及辛辣刺激性食品
12	流感期间，避免去公共场所
13	严格执行戒烟的规定
14	严格执行限酒的规定
15	制订治疗疾病的生活锻炼等计划和目标
16	就诊前总结病情，准备需问的问题
17	保存疾病相关资料（如就诊病例、检查结果）
18	疾病初期增加卧床休息时间
19	恢复期逐渐增加活动量
20	避免过度劳累、紧张、熬夜
21	出现不良反应后及时到医院就诊
22	定期送痰液到结核病防治机构检查
23	坚持按医生制定的化疗方案治疗
24	遵从医嘱按时、按量服药
25	不随意吐痰
26	将痰吐在盛有消毒液的痰盂内，或吐在卫生纸里包好后焚烧

续表

编码	条目
27	在公共场所戴口罩
28	在咳嗽、喷嚏时捂住口鼻，避免痰液及飞沫四溅
29	对居所进行定期消毒
30	对被褥、衣服、餐具等日常用品进行消毒
31	排菌者避免出入公共场所
32	尽量单人居住或分床居住
33	生活用品与家人分开搁置
34	科学平衡饮食，不偏食
35	增加高热能饮食
36	增加奶制品、瘦肉、豆制品和其他优质蛋白质的摄入
37	饮食中增加新鲜蔬菜、水果的摄入，补充充足的维生素
38	注意钙、铁的补充，增加奶类、豆类食品的摄入
39	根据身体状况调节运动
40	进行全身康复锻炼(如散步、踏车、打太极拳等)
41	根据天气变化，及时增减衣服，预防感冒
42	天冷时使用保暖设施提高温度
43	定时通风换气，保持居所的空气新鲜及阳光充足
44	心情不好时，将注意力转移到其他想做的事情上
45	有烦恼的事情向亲属或朋友倾诉，寻求帮助
46	保持良好的情绪和乐观的精神状态
47	从事自己喜欢的休闲娱乐活动(跳舞、打太极拳、听音乐、散步等)
48	控制自己不向别人发脾气

二、基于 Delphi 法的筛选

由于备选的条目库中包含的条目数目过于庞大，因此，本研究首先采用专家咨询以及焦点人物访谈等方法，对条目进行初筛，最终保留下来 48 个条目以供进一步地筛选。本研究采用改进的 Delphi 法进行条目的筛选，在函询时向专家提供咨询问题一览表、说明信以及相关的背景资料。

(一)专家基本情况

所选的专家分别工作在与结核病防治相关的科研、教学、行政管理以及业务工作领域,在所有参加调查的专家中,表示对评价指标很熟悉的有 18 名(60.0%),比较熟悉的有 10 名(33.3%),没有人表示不熟悉。其性别、单位类型、职称、学位、专业类型和专业工作年限等基本情况见表 3.2。

表 3.2　　咨询专家基本情况

项 目	类 别	人 数	百分比
性别	男	20	66.7
	女	10	33.3
文化水平	本科	6	20.0
	硕士	12	40.0
	博士	12	40.0
职称	中级	2	6.7
	副高	7	23.3
	正高	21	70.0
工作年限	0～9 年	0	0.0
	10～19 年	10	33.3
	20～29 年	15	50.0
	30 年及以上	5	16.7
工作单位	行政管理	6	20.0
	公共卫生机构	12	40.0
	教育与科研	12	40.0
专业领域	卫生管理	8	26.7
	结核病防治	16	53.3
	流行病与统计	6	20.0
熟悉程度	很熟悉	18	60.0
	比较熟悉	10	33.3
	一般	2	6.7

30 名被咨询专家中,男性 20 名,女性 10 名;硕士及以上文化水平者 24 名;正高级职称者最多,为 21 名,副高级职称者 7 名;工作年限均在 10 年以上。

工作单位为公共卫生机构和教育科研机构者均为 12 名，所占比例各为 40.0%，而行政管理机构最少，所占比例为 20.0%。专业领域以结核病防治为主，所占比例为 53.3%，其次为卫生管理领域，所占比例为 26.7%，流行病与统计领域者所占比例最小，为 20.0%。

（二）专家积极系数、自评权威系数和协调系数

1. 专家积极系数

即专家咨询表的回收率，其大小说明专家对该项目研究的关心程度。本次研究选择在结核病防治相关领域工作的专家和学者，其中第一轮发出问卷 30 份，回收问卷 30 份，专家积极系数为 100%，第二轮发出问卷 30 份，回收 30 份，专家积极系数为 100%。详见表 3.3。

表 3.3　咨询专家的积极系数

发出调查表数		回收调查表数		回收率(%)	
第一轮	第二轮	第一轮	第二轮	第一轮	第二轮
30	30	30	30	100	100

2. 自评权威系数

专家对某一问题的权威程度是影响咨询结果可靠性的重要因素，因此，对专家咨询结果进行处理时，常常要求考虑专家对某一问题的权威程度。用 C_r 表示专家权威程度系数，判断系数 $C_a \leqslant 1$，其值越大，专家意见越有价值，咨询结果越可靠。计算公式为 $C_r=\frac{C_a+C_s}{2}$，其中，C_a 表示判断影响程度系数，C_s 表示专家对问题熟悉程度系数，按专家判断依据表（见表 3.4 和表 3.5）进行自我评价，从而计算出专家权威系数。

表 3.4　判断依据对专家判断的影响程度及赋值

判断依据	对专家判断的影响程度		
	大	中	小
实践经验	0.50	0.40	0.30
理论分析	0.30	0.20	0.10
参考国内外文献	0.10	0.10	0.05
直观	0.10	0.10	0.05
合计	1.00	0.80	0.50

表 3.5 专家熟悉程度赋值

熟悉程度	量化值
熟悉	1.0
较熟悉	0.8
一般	0.5
不太熟悉	0.2
不了解	0

一般认为,专家自评权威系数 $C_a \geqslant 0.70$ 为可接受信度,本研究自我管理行为量表的权威系数分别为 0.7939 和 0.8086,而各条目的专家权威系数也均在 0.70 以上,说明专家意见价值较高,咨询结果较为可靠。

3.专家咨询协调系数

专家意见的协调程度是一项十分重要的指标,通过计算可以判断专家对每项指标的评价是否存在较大分歧或者找出高度协调专家组和持异端意见的专家,同时也是判断咨询结果可信度的指标。衡量协调程度的指标有各指标的变异系数(CV)和专家意见协调系数。变异系数大,说明专家对指标的分歧意见大;协调系数介于 0~1 之间,数值越大,表示协调程度越好。分析结果显示,各维度及条目的专家意见的协调性 $P<0.05$,说明专家对指标的协调性较好。

(三)初期量表的形成

专家从重要性、可操作性及敏感性 3 个方面对各个维度及条目进行打分,以专家打分的平均值、变异系数及满分率来衡量专家意见的统一性。本研究制定的纳入标准为:重要性、可操作性及敏感性分值的平均值均大于 7.0,变异系数均小于 0.2,满分率大于 5%。

30 名专家对 6 个维度的评分均在 7.0 以上,变异系数均小于 0.2,满分率均大于 5%,按照纳入标准,各维度均予以保留。详见表 3.6。

30 名专家对 48 个条目的评分结果显示,积极治疗合并症、预防和控制并发症,制订治疗疾病的生活锻炼等计划和目标,就诊前总结病情、准备需问的问题,保存疾病相关资料,不随意吐痰,天冷时使用保暖设施提高温度 6 个条目不能满足纳入标准,故予以剔除。另外,有 2 名专家认为条目“遵从医嘱按时、按量服药”包含在条目“坚持按医生制定的化疗方案治疗”内,故予以剔除。其他 41 个条目满足纳入标准,予以保留。详见表 3.7。

表 3.6　　肺结核患者自我管理行为量表专家咨询统计结果

项目	重要性				可操作性				敏感性			
	平均值	标准差	CV	满分率	平均值	标准差	CV	满分率	平均值	标准差	CV	满分率
1. 症状管理	7.89	1.113	0.141	26.7	7.64	1.223	0.160	23.3	7.87	1.309	0.166	26.7
2. 信息管理	7.66	1.231	0.161	23.3	7.45	1.401	0.188	20.0	7.55	1.401	0.186	23.3
3. 依从性管理	7.51	1.371	0.183	20.0	7.87	1.216	0.155	20.0	7.83	1.279	0.163	26.7
4. 日常生活管理	7.86	1.413	0.180	26.7	7.92	1.312	0.166	30.0	7.67	1.398	0.182	26.7
5. 隔离管理	7.95	1.332	0.168	30.0	7.65	1.233	0.161	23.3	7.56	1.457	0.193	20.0
6. 情绪管理	7.79	1.363	0.175	26.7	7.34	1.402	0.191	20.0	7.64	1.372	0.180	23.3
1.1 咳血时服用止血药，保持呼吸道的畅通	7.67	1.411	0.184	23.3	7.74	1.473	0.190	20.0	7.74	1.356	0.175	20.0
1.2 突然出现剧烈的咳嗽、咳痰、体温升高、胸痛、胸闷、呼吸困难、明显气促等，及时就医	8.02	1.428	0.178	36.7	7.82	1.433	0.183	20.0	7.79	1.370	0.176	26.7
1.3 无气促时，自行进行呼吸训练	7.52	1.335	0.178	13.3	7.91	1.510	0.191	23.3	7.75	1.423	0.184	23.3
1.4 气促较明显时，进行氧疗	8.04	1.434	0.178	33.3	7.85	1.486	0.189	23.3	7.64	1.487	0.195	23.3
1.5 咳嗽咳痰时，使用有效的方法清除呼吸道痰液（如有效的咳嗽法、胸部叩击法等）	7.76	1.432	0.185	26.7	7.61	1.432	0.188	20.0	7.74	1.503	0.194	20.0
1.6 身体无浮肿，痰较多、较稠时多喝水	7.58	1.403	0.185	16.7	7.78	1.487	0.191	26.7	7.34	1.236	0.168	16.7
1.7 积极治疗合并症，预防和控制并发症	7.52	1.340	0.178	13.3	7.76	1.389	0.179	26.7	6.58	1.713	0.260	3.3

续表

项目	重要性				可操作性				敏感性			
	平均值	标准差	CV	满分率	平均值	标准差	CV	满分率	平均值	标准差	CV	满分率
2.1 关注药物的不良反应、效果、剂量	7.75	1.431	0.185	16.7	7.83	1.297	0.166	26.7	7.79	1.385	0.178	26.7
2.2 通过各种方式学习肺结核相关知识	7.98	1.571	0.197	30.0	8.01	1.376	0.172	33.3	7.37	1.305	0.177	16.7
2.3 与其他肺结核患者交流疾病相关知识	7.47	1.401	0.188	20.0	7.79	1.402	0.180	26.7	7.73	1.295	0.168	26.7
3.1 避免吃过冷、硬、油腻及辛辣刺激性食品	7.32	1.352	0.185	10.0	7.91	1.376	0.174	30.0	7.42	1.374	0.185	16.7
3.2 流感期间，避免去公共场所	7.52	1.312	0.174	13.3	7.28	1.231	0.169	23.3	7.36	1.231	0.167	13.3
3.3 严格执行戒烟的规定	8.04	1.472	0.183	36.7	7.86	1.371	0.174	30.0	7.56	1.350	0.179	16.7
3.4 严格执行限酒的规定	7.92	1.517	0.192	33.3	8.04	1.434	0.178	36.7	7.42	1.330	0.179	16.7
3.5 制订治疗疾病的生活锻炼等计划和目标	6.76	1.568	0.232	6.7	7.01	1.563	0.223	16.7	6.54	1.457	0.223	3.3
3.6 就诊前总结病情，准备需问的问题	6.31	1.618	0.256	6.7	7.03	1.712	0.244	16.7	5.82	1.376	0.236	0.0
3.7 保存疾病相关资料（如就诊病例、检查结果）	5.76	1.498	0.260	3.3	7.05	1.601	0.227	13.3	7.01	1.631	0.233	6.7
3.8 疾病初期增加卧床休息时间	8.01	1.472	0.184	33.3	7.21	1.213	0.168	20.0	7.81	1.465	0.188	26.7
3.9 恢复期逐渐增加活动量	7.72	1.472	0.191	26.7	7.35	1.133	0.154	16.7	7.92	1.438	0.182	30.0
3.10 避免过度劳累、紧张、熬夜	7.33	1.303	0.178	20.0	7.46	1.207	0.162	23.3	7.07	1.253	0.177	16.7
3.11 出现不良反应后及时到医院就诊	8.02	1.323	0.165	33.3	7.62	1.323	0.174	23.3	7.65	1.366	0.178	23.3
3.12 定期送痰液到结核病防治机构检查	7.80	1.213	0.156	30.0	8.04	1.371	0.171	33.3	7.23	1.371	0.190	20.0
3.13 坚持按医生制定的化疗方案治疗	7.26	1.242	0.171	20.0	8.03	1.372	0.171	36.7	7.63	1.293	0.169	23.3

续表

项目	重要性				可操作性				敏感性			
	平均值	标准差	CV	满分率	平均值	标准差	CV	满分率	平均值	标准差	CV	满分率
3.14 遵从医嘱按时、按量服药	7.31	1.274	0.174	23.3	7.69	1.412	0.184	20.0	7.61	1.472	0.193	20.0
4.1 不随意吐痰	6.46	1.361	0.211	3.3	7.31	1.304	0.178	16.7	7.68	1.563	0.204	23.3
4.2 将痰吐在盛有消毒液的痰盂内，或吐在卫生纸里包好后焚烧	7.57	1.221	0.161	16.7	7.65	1.412	0.185	16.7	7.36	1.232	0.167	13.3
4.3 在公共场所戴口罩	8.01	1.432	0.179	36.7	7.57	1.411	0.186	16.7	7.43	1.351	0.182	13.3
4.4 在咳嗽、喷嚏时捂住口鼻，避免痰液及飞沫四溅	7.61	1.321	0.174	20.0	7.47	1.211	0.162	13.3	7.36	1.125	0.153	10.0
4.5 对居所进行定期消毒	7.76	1.411	0.182	20.0	7.31	1.331	0.182	13.3	7.28	1.287	0.177	10.0
4.6 对被褥、衣服、餐具等日常用品进行消毒	7.56	1.318	0.174	16.7	7.17	1.326	0.185	13.3	7.43	1.218	0.164	13.3
4.7 排菌者避免出入公共场所	7.11	1.245	0.175	13.3	7.26	1.312	0.181	13.3	7.09	1.302	0.184	10.0
4.8 尽量单人居住或分床居住	7.68	1.356	0.177	16.7	7.78	1.282	0.165	26.7	7.31	1.219	0.167	13.3
4.9 生活用品与家人分开搁置	7.72	1.350	0.175	23.3	7.26	1.012	0.139	13.3	7.67	1.321	0.172	16.7
5.1 科学平衡饮食，不偏食	7.76	1.413	0.182	23.3	7.34	1.341	0.183	16.7	7.94	1.262	0.159	26.7
5.2 增加高热能饮食	7.97	1.384	0.174	30.0	7.83	1.212	0.155	26.7	7.85	1.111	0.142	26.7
5.3 增加奶制品、瘦肉、豆制品和其他优质蛋白质的摄入	7.95	1.473	0.185	26.7	7.75	1.207	0.156	23.3	7.67	1.356	0.177	23.3
5.4 饮食中增加新鲜蔬菜、水果的摄入，补充充足的维生素	7.16	1.213	0.169	13.3	7.02	1.236	0.176	10.0	7.31	1.363	0.186	20.0

续表

项目	重要性				可操作性				敏感性			
	平均值	标准差	CV	满分率	平均值	标准差	CV	满分率	平均值	标准差	CV	满分率
5.5 注意钙、铁的补充，增加奶类、豆类食品的摄入	8.01	1.351	0.169	33.3	7.75	1.232	0.159	20.0	7.88	1.432	0.182	30.0
5.6 根据身体状况调节运动	7.89	1.378	0.175	26.7	7.21	1.253	0.174	16.7	7.96	1.312	0.165	30.0
5.7 进行全身康复锻炼（如散步、踏车、打太极拳等）	7.76	1.531	0.197	23.3	7.56	1.312	0.174	20.0	7.58	1.314	0.173	16.7
5.8 根据天气变化，及时增减衣服，预防感冒	7.93	1.428	0.180	30.0	7.96	1.376	0.173	33.3	7.67	1.212	0.158	16.7
5.9 天冷时使用保暖设施提高温度	6.85	1.432	0.209	26.7	7.63	1.378	0.181	20.0	7.76	1.421	0.183	20.0
5.10 定时通风换气，保持居所的空气新鲜及阳光充足	7.83	1.423	0.182	26.7	7.79	1.543	0.198	23.3	7.65	1.328	0.174	20.0
6.1 心情不好时，将注意力转移到其他想做的事情上	7.59	1.331	0.175	23.3	7.56	1.318	0.174	20.0	7.58	1.327	0.175	16.7
6.2 有烦恼的事情向亲属或朋友倾诉，寻求帮助	7.89	1.353	0.171	30.0	7.73	1.312	0.170	23.3	7.67	1.232	0.161	16.7
6.3 保持良好的情绪和乐观的精神状态	7.74	1.305	0.168	26.7	7.65	1.334	0.174	20.0	7.97	1.103	0.138	33.3
6.4 从事自己喜欢的休闲娱乐活动（跳舞、打太极拳、听音乐、散步等）	7.78	1.332	0.171	23.3	7.96	1.431	0.180	30.0	7.89	1.273	0.161	30.0
6.5 控制自己不向别人发脾气	7.82	1.401	0.179	26.7	7.25	1.231	0.170	16.7	7.82	1.332	0.170	30.0

表 3.7　　　　　　　　肺结核患者自我管理行为初期量表

编码	条目
T1	咯血时服用止血药,保持呼吸道的畅通
T2	突然出现剧烈的咳嗽、咳痰、体温升高、胸痛、胸闷、呼吸困难、明显气促等,及时就医
T3	无气促时,自行进行呼吸训练
T4	气促较明显时,进行氧疗
T5	咳嗽咳痰时,使用有效的方法清除呼吸道痰液(如有效的咳嗽法、胸部叩击法等)
T6	身体无水肿,痰较多、较稠时多喝水
T7	关注药物的不良反应、效果、剂量
T8	通过各种方式学习肺结核病相关知识
T9	与其他肺结核患者交流疾病相关知识
T10	避免吃过冷、硬、油腻及辛辣刺激性食品
T11	严格执行戒烟的规定
T12	流感期间,避免去公共场所
T13	严格执行限酒的规定
T14	疾病初期增加卧床休息时间
T15	恢复期逐渐增加活动量
T16	定期送痰液到结核病防治机构检查
T17	出现不良反应后及时到医院就诊
T18	避免过度劳累、紧张、熬夜
T19	坚持按医生制定的化疗方案治疗
T20	在公共场所戴口罩
T21	将痰吐在盛有消毒液的痰盂内,或吐在卫生纸里包好后焚烧
T22	在咳嗽、喷嚏时捂住口鼻,避免痰液及飞沫四溅
T23	对居所进行定期消毒
T24	对被褥、衣服、餐具等日常用品进行消毒
T25	生活用品与家人分开搁置
T26	尽量单人居住或分床居住

续表

编码	条目
T27	排菌者避免出入公共场所
T28	科学平衡饮食,不偏食
T29	增加高热能饮食
T30	增加奶制品、瘦肉、豆制品和其他优质蛋白质的摄入
T31	饮食中增加新鲜蔬菜、水果的摄入,补充充足的维生素
T32	注意钙、铁的补充,增加奶类、豆类食品的摄入
T33	根据身体状况调节运动
T34	进行全身康复锻炼(如散步、踏车、打太极拳等)
T35	根据天气变化,及时增减衣服,预防感冒
T36	定时通风换气,保持居所的空气新鲜及阳光充足
T37	心情不好时,将注意力转移到其他想做的事情上
T38	有烦恼的事情向亲属或朋友倾诉,寻求帮助
T39	保持良好的情绪和乐观的精神状态
T40	从事自己喜欢的休闲娱乐活动(跳舞、打太极拳、听音乐、散步等)
T41	控制自己不向别人发脾气

三、临界值法筛选条目

把收集到的500份调查问卷,按照自我管理总分进行排序,将处于前27%的135名患者作为高分组,后27%的135名患者作为低分组,采用独立样本t检验进行分析,t检验结果显示,条目T12的P值大于0.05,无统计学意义。说明条目T12的区分度较低,从临界值角度应将其剔除。详见表3.8。

表3.8　临界值法筛选量表条目的结果及检验

条目	低分组	高分组	t值	P值
T1	2.25±0.82	3.70±0.87	14.021	0.000
T2	2.25±0.89	3.72±0.86	13.786	0.000
T3	2.12±0.84	3.65±0.91	14.413	0.000
T4	2.30±0.87	3.53±0.93	11.249	0.000
T5	2.39±0.85	3.70±0.87	12.516	0.000

续表

条目	低分组	高分组	t 值	P 值
T6	2.27±0.91	3.67±0.92	12.570	0.000
T7	2.46±0.98	3.32±1.08	6.872	0.000
T8	2.57±1.00	3.33±1.06	6.099	0.000
T9	2.51±0.99	2.95±1.03	3.549	0.000
T10	2.72±0.91	3.03±1.10	2.532	0.012
T11	2.47±0.98	2.96±1.05	3.955	0.000
T12	2.92±1.05	2.93±1.09	0.057	0.955
T13	2.57±1.03	3.04±1.03	3.792	0.000
T14	2.53±1.04	3.29±1.10	5.797	0.000
T15	2.72±0.95	3.43±1.03	5.905	0.000
T16	2.59±1.02	3.28±1.08	5.461	0.000
T17	2.74±0.98	3.42±0.99	5.675	0.000
T18	2.34±0.93	3.35±1.02	8.486	0.000
T19	2.78±0.91	3.19±1.12	3.344	0.001
T20	1.33±0.54	1.67±0.53	5.359	0.000
T21	1.16±0.50	2.19±0.51	3.875	0.000
T22	2.64±0.94	3.26±1.05	5.140	0.000
T23	1.13±0.36	1.77±0.47	5.035	0.000
T24	1.25±0.32	1.88±0.58	5.343	0.000
T25	1.63±0.76	3.09±1.01	7.326	0.000
T26	1.64±0.78	2.29±0.91	4.781	0.000
T27	1.37±0.67	2.40±0.89	5.132	0.000
T28	2.44±1.02	3.16±1.15	5.478	0.000
T29	2.73±0.91	3.29±1.05	4.709	0.000
T30	2.51±0.90	3.32±1.02	6.909	0.000
T31	2.62±1.04	3.40±1.04	6.163	0.000
T32	2.68±0.91	3.20±1.06	4.301	0.000
T33	2.41±0.89	3.41±0.98	8.770	0.000

续表

条目	低分组	高分组	t 值	P 值
T34	2.43±0.98	3.56±0.94	9.608	0.000
T35	2.39±0.86	3.44±0.97	9.357	0.000
T36	2.41±0.73	3.50±0.95	10.560	0.000
T37	2.48±1.01	3.54±0.99	8.683	0.000
T38	2.41±0.96	3.59±0.91	10.370	0.000
T39	2.55±0.91	3.21±1.08	5.420	0.000
T40	2.41±0.91	3.18±1.02	6.484	0.000
T41	2.53±0.84	3.04±1.08	4.281	0.000

四、相关分析法筛选条目

本研究通过计算 41 个条目与量表总分的相关系数，对条目进一步筛选，对相关系数无统计学意义的条目予以剔除。分析结果显示，除条目 T12 之外，其他条目与总分的相关系数均有统计学意义，这与临界比法的筛选结果完全一致，条目 T12 应予以剔除。其他 40 个条目均不予以剔除，保留下来，然后进行探索性因子分析。详见表 3.9。

表 3.9　相关系数法筛选量表条目的结果及检验

条目	r 值	P 值	条目	r 值	P 值
T1	0.538	0.000	T12	0.064	0.154
T2	0.602	0.000	T13	0.238	0.000
T3	0.595	0.000	T14	0.466	0.000
T4	0.597	0.000	T15	0.398	0.000
T5	0.506	0.000	T16	0.432	0.000
T6	0.567	0.000	T17	0.384	0.000
T7	0.461	0.000	T18	0.478	0.000
T8	0.447	0.000	T19	0.341	0.000
T9	0.261	0.000	T20	0.402	0.000
T10	0.125	0.005	T21	0.437	0.000
T11	0.245	0.000	T22	0.363	0.000

续表

条目	r 值	P 值	条目	r 值	P 值
T23	0.444	0.000	T33	0.420	0.000
T24	0.373	0.000	T34	0.540	0.000
T25	0.359	0.000	T35	0.426	0.000
T26	0.434	0.000	T36	0.515	0.000
T27	0.365	0.000	T37	0.506	0.005
T28	0.430	0.000	T38	0.512	0.000
T29	0.388	0.000	T39	0.378	0.000
T30	0.405	0.000	T40	0.447	0.000
T31	0.441	0.000	T41	0.347	0.000
T32	0.310	0.000			

五、量表建构验证

(一)初次探索性因子分析

在通过以上 3 种方法剔除 8 个条目后，采用主成分分析法提取共同因子，对剩余的 40 个条目进行探索性因子分析。以分析编制的肺结核患者自我管理行为量表变量间的潜在结构，探求共同因子。在进行探索性因子分析之前，首先根据有关标准，对因子分析的适宜性作 KMO 与 Bartlett's 球形检验，检验结果见表 3.10。

表 3.10　　因子分析的适宜性检测结果

Kaiser-Meyer-Olkin	取适当的值	0.864
Bartlett's 球形检验	近似χ^2检验	9057.869
	自由度	1081
	显著性	0.000

KMO 值越接近于 1，表示变量间共同因素越多，变量间相关系数越低，越适合作因子分析。Kaiser 认为 KMO＞0.9，作因子分析效果最理想；0.8＜KMO＜0.9，适合作因子分析；0.7＜KMO＜0.8，一般适合作因子分析；0.6＜KMO＜0.7，不太适合作因子分析；KMO＜0.5，不宜作因子分析。本问卷 KMO 检验值为 0.864，Bartlett's 球形检验有统计学意义，说明该组适合作因子分析。

对40个条目采用主成分分析法提取共同因子(见表3.11),条目间的相关系数大部分处于0.5左右,表明因子间的方差重叠10%以上,宜采用斜交转轴进行因子分析,该法允许因子间相关,用于大型数据的处理,正交转轴不能限制因子间彼此有相关存在的可能性。所以,本研究应用斜交转轴法加以旋转,在没有限定因子个数的条件下进行因子提取,获取13个特征值大于1的因子,解释了59.824%的变异,见表3.12。同时作碎石检验,见图3.1。曲线开始变平的前一点认为是提取的最大因子个数。

表3.11　　第一次因子分析共同性检验结果

条目	初始值	萃取	条目	初始值	萃取
T1	1.000	0.900	T22	1.000	0.582
T2	1.000	0.828	T23	1.000	0.548
T3	1.000	0.850	T24	1.000	0.728
T4	1.000	0.712	T25	1.000	0.486
T5	1.000	0.809	T26	1.000	0.444
T6	1.000	0.747	T27	1.000	0.378
T7	1.000	0.814	T28	1.000	0.561
T8	1.000	0.582	T29	1.000	0.594
T9	1.000	0.579	T30	1.000	0.794
T10	1.000	0.596	T31	1.000	0.543
T11	1.000	0.572	T32	1.000	0.629
T13	1.000	0.600	T33	1.000	0.778
T14	1.000	0.732	T34	1.000	0.767
T15	1.000	0.536	T35	1.000	0.731
T16	1.000	0.460	T36	1.000	0.663
T17	1.000	0.529	T37	1.000	0.720
T18	1.000	0.491	T38	1.000	0.670
T19	1.000	0.679	T39	1.000	0.402
T20	1.000	0.361	T40	1.000	0.521
T21	1.000	0.581	T41	1.000	0.417

表 3.12　　第一次因子分析抽取特征值大于 1 的因子解释总变异量

成分	初始特征值			转轴平方和负荷量		
	特征值	载荷量	累计载荷量	特征值	载荷量	累计载荷量
1	8.618	18.335	18.335	8.618	18.335	18.335
2	3.624	7.711	26.046	3.624	7.711	26.046
3	2.631	5.597	31.643	2.631	5.597	31.643
4	2.007	4.270	35.913	2.007	4.270	35.913
5	1.564	3.329	39.242	1.564	3.329	39.242
6	1.448	3.080	42.322	1.448	3.080	42.322
7	1.347	2.866	45.188	1.347	2.866	45.188
8	1.277	2.717	47.905	1.277	2.717	47.905
9	1.230	2.617	50.523	1.230	2.617	50.523
10	1.155	2.458	52.981	1.155	2.458	52.981
11	1.119	2.380	55.361	1.119	2.380	55.361
12	1.067	2.270	57.631	1.067	2.270	57.631
13	1.031	2.193	59.824	1.031	2.193	59.824

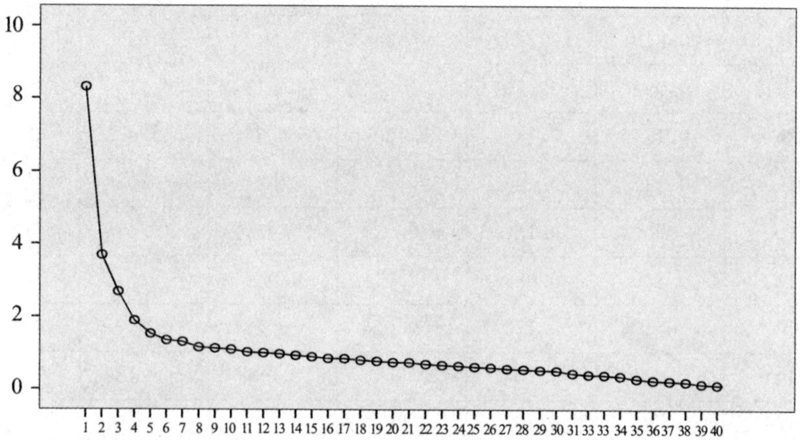

图 3.1　对 40 个条目的碎石检验结果

曲线开始变平的前一点认为是提取的最大因子个数。从碎石图可以看出，从第 6 个因子后坡度趋于平坦。这和最初的理论构想一致，提取 6 个因子进行主成分分析，累计方差贡献率为 42.011%，见表 3.13 和表 3.14。

表 3.13　　限定抽取 6 个因子的第一次因子分析解释总变异量

成分	初始特征值			转轴平方和负荷量		
	特征值	载荷量	累计载荷量	特征值	载荷量	累计载荷量
1	8.618	18.335	18.335	4.986	10.609	10.609
2	3.624	7.711	26.046	4.840	10.297	20.906
3	2.631	5.597	31.643	4.196	8.929	29.835
4	2.007	4.270	35.913	2.073	4.410	34.245
5	1.564	3.329	39.242	1.867	3.972	38.216
6	1.448	3.080	42.322	1.783	3.795	42.011

表 3.14　　限定抽取 6 个因子的第一次因子分析旋转后的结构矩阵

条目	成分					
	1	2	3	4	5	6
T1	0.930	0.141	0.064	−0.013	0.036	−0.006
T2	0.869	0.203	0.116	0.044	0.035	0.054
T3	0.885	0.220	0.069	0.020	0.043	0.033
T4	0.767	0.240	0.067	0.072	0.090	0.144
T5	0.872	0.132	0.066	−0.035	0.050	−0.044
T6	0.819	0.229	0.038	0.042	0.038	0.052
T7	0.091	0.273	0.092	0.818	0.110	0.085
T8	0.154	0.441	0.120	−0.261	0.209	0.108
T9	0.040	0.128	0.064	0.124	−0.034	0.364
T10	−0.001	0.182	−0.021	0.021	−0.118	−0.094
T11	0.100	0.089	−0.018	0.042	−0.046	0.641
T13	−0.006	0.128	−0.026	−0.121	0.152	0.523
T14	0.054	0.704	0.054	0.081	−0.189	−0.093
T15	0.080	0.455	0.028	−0.009	0.203	−0.042
T16	0.092	0.476	0.039	−0.020	0.160	0.041
T17	−0.002	0.425	0.107	−0.115	0.315	−0.050
T18	0.396	0.338	0.072	0.182	−0.112	0.143

续表

条目	成分					
	1	2	3	4	5	6
T19	−0.003	0.253	0.056	0.040	0.460	0.074
T20	0.261	0.366	−0.001	0.142	0.034	−0.024
T21	0.080	0.434	0.151	0.184	0.104	−0.115
T22	0.191	0.050	0.080	0.126	0.480	0.237
T23	0.132	0.523	−0.007	0.058	−0.062	0.174
T24	−0.025	0.589	0.087	−0.019	−0.076	−0.086
T25	0.110	0.409	0.044	−0.178	0.040	0.163
T26	0.060	0.392	0.075	0.183	0.106	0.222
T27	0.006	0.379	0.045	0.149	0.067	0.157
T28	0.067	0.299	0.121	0.218	0.148	0.411
T29	0.105	0.523	0.023	−0.347	0.194	−0.056
T30	0.105	0.214	0.102	0.821	0.067	0.035
T31	0.062	0.230	0.827	0.057	0.050	0.028
T32	−0.010	0.451	0.010	0.157	−0.166	−0.001
T33	0.025	0.069	0.872	0.027	0.089	0.002
T34	0.127	0.395	0.092	0.048	0.061	0.264
T35	0.058	0.127	0.832	0.000	−0.020	0.011
T36	0.103	0.206	0.747	0.038	0.138	0.017
T37	0.089	0.194	0.806	0.075	0.031	0.016
T38	0.098	0.214	0.741	0.023	0.085	0.102
T39	0.082	0.167	0.054	0.002	0.497	0.152
T40	0.150	0.244	0.168	0.186	0.395	0.084
T41	0.029	0.183	0.085	0.181	0.421	−0.029

按照一般量表编制经验，每个因子的最大载荷量均应不小于0.4，且每个因子都至少包含3个条目，否则应予以剔除。按照这一原则，T18、T20、T26、T27、T34和T40不符合要求，应予以剔除。对保留下来的34个条目再次进行探索性因子分析。

(二)再次探索性因子分析

对再次因子分析的适宜性作 KMO 与 Bartlett's 球形检验,检验结果见表 3.15。

表 3.15　　因子分析的适宜性检测结果

Kaiser-Meyer-Olkin	取适当的值	0.838
Bartlett's 球形检验	近似 χ^2 检验	7780.151
	自由度	820
	显著性	0.000

KMO 检验值为 0.838,Bartlett's 球形检验值为 7780.151,$P<0.001$,可以认为适合作因子分析,同时作碎石检验,详见图 3.2。

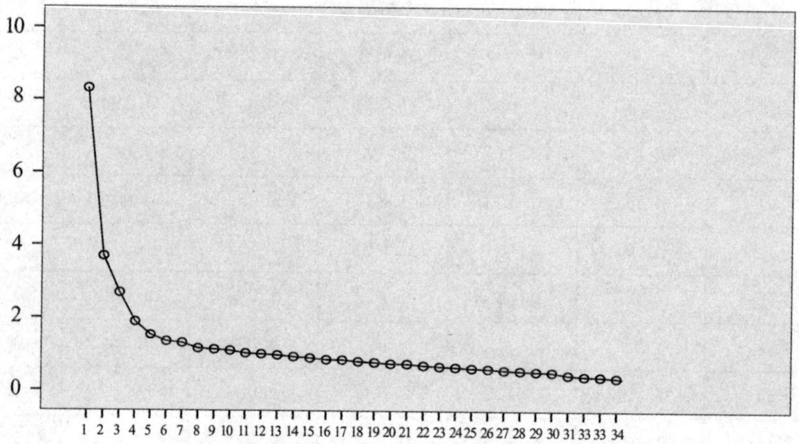

图 3.2　对 34 个条目的碎石检验结果

从碎石检验图可以看出,从第 6 个因子后坡度趋于平缓,因而抽取 6 个因子进行主成分分析,求得初始变量相关矩阵,同时选用直接斜交转轴法进行斜交旋转,使用回归法计算因子分数,6 个因子的累积方差贡献率为 50.918%,具体见表 3.16、表 3.17 和表 3.18。

表 3.16　　第二次因子分析共同性检验结果

条目	初始值	萃取	条目	初始值	萃取
T1	1.000	0.899	T21	1.000	0.497
T2	1.000	0.823	T22	1.000	0.370
T3	1.000	0.840	T23	1.000	0.328
T4	1.000	0.691	T24	1.000	0.418
T5	1.000	0.795	T25	1.000	0.367
T6	1.000	0.730	T28	1.000	0.379
T7	1.000	0.792	T29	1.000	0.452
T8	1.000	0.484	T30	1.000	0.780
T9	1.000	0.496	T31	1.000	0.389
T10	1.000	0.391	T32	1.000	0.331
T11	1.000	0.472	T33	1.000	0.781
T13	1.000	0.351	T35	1.000	0.731
T14	1.000	0.601	T36	1.000	0.639
T15	1.000	0.377	T37	1.000	0.678
T16	1.000	0.390	T38	1.000	0.664
T17	1.000	0.310	T39	1.000	0.369
T19	1.000	0.366	T41	1.000	0.320

表 3.17　　限定抽取 6 个因子的第二次因子分析解释总变异量

成分	初始特征值			转轴平方和负荷量		
	特征值	载荷量	累计载荷量	特征值	载荷量	累计载荷量
1	7.095	20.868	20.868	7.095	20.868	20.868
2	3.244	9.542	30.410	3.244	9.542	30.410
3	2.392	7.036	37.447	2.392	7.036	37.447
4	1.854	5.453	42.900	1.854	5.453	42.900
5	1.460	4.293	47.192	1.460	4.293	47.192
6	1.267	3.725	50.918	1.267	3.725	50.918

表 3.18　　限定抽取 6 个因子的第二次因子分析旋转后的结构矩阵

条目	成分					
	1	2	3	4	5	6
T1	0.939					
T2	0.880					
T3	0.893					
T4	0.777					
T5	0.881					
T6	0.825					
T7		0.577				
T8		0.513				
T9		0.547				
T10			0.555			
T11			0.561			
T13			0.524			
T14			0.501			
T15			0.460			
T16			0.438			
T17			0.536			
T19			0.479			
T21				0.538		
T22				0.608		
T23				0.510		
T24				0.560		
T25				0.478		
T28					0.476	
T29					0.405	
T30					0.852	
T31					0.593	
T32					0.461	

续表

条目	成分					
	1	2	3	4	5	6
T33					0.440	
T35					0.609	
T36					0.475	
T37						0.789
T38						0.771
T39						0.542
T41						0.679

结果显示,转轴后6个因子包含的条目适当,因此根据条目内容对共同因子进行命名。

(三)因子命名

量表最终包含的6个公因子由34个条目组成。因子命名的原则是参照载荷值较高的题项所隐含的意义加以概括,尽可能涵盖原始变量的意义。各因子名称及其所包含的条目内容见表3.19。

表3.19　肺结核患者自我管理行为最终量表

编码	条目
A	症状管理维度
A1	咯血时服用止血药,保持呼吸道的畅通
A2	突然出现剧烈的咳嗽、咳痰、体温升高、胸痛、胸闷、呼吸困难、明显气促等,及时就医
A3	无气促时,自行进行呼吸训练
A4	气促较明显时,进行氧疗
A5	咳嗽咳痰时,使用有效的方法清除呼吸道痰液(如有效的咳嗽法、胸部叩击法等)
A6	身体无水肿,痰较多、较稠时多喝水
B	信息管理维度
B1	关注药物的不良反应、效果、剂量
B2	通过各种方式学习肺结核病相关知识

续表

编码	条目
B3	与其他肺结核患者交流疾病相关知识
C	依从性管理维度
C1	避免吃过冷、硬、油腻及辛辣刺激性食品
C2	严格执行戒烟的规定
C3	严格执行限酒的规定
C4	疾病初期增加卧床休息时间
C5	恢复期逐渐增加活动量
C6	定期送痰液到结核病防治机构检查
C7	出现不良反应后及时到医院就诊
C8	坚持按医生制定的化疗方案治疗
D	隔离管理维度
D1	将痰吐在盛有消毒液的痰盂内，或吐在卫生纸里包好后焚烧
D2	在咳嗽、喷嚏时捂住口鼻，避免痰液及飞沫四溅
D3	对居所进行定期消毒
D4	对被褥、衣服、餐具等日常用品进行消毒
D5	生活用品与家人分开搁置
E	日常生活管理维度
E1	科学平衡饮食，不偏食
E2	增加高热能饮食
E3	增加奶制品、瘦肉、豆制品和其他优质蛋白质的摄入
E4	饮食中增加新鲜蔬菜、水果的摄入，补充充足的维生素
E5	注意钙、铁的补充，增加奶类、豆类食品的摄入
E6	根据身体状况调节运动
E7	根据天气变化，及时增减衣服，预防感冒
E8	定时通风换气，保持居所的空气新鲜及阳光充足
F	情绪管理维度
F1	心情不好时，将注意力转移到其他想做的事情上
F2	有烦恼的事情向亲属或朋友倾诉，寻求帮助

续表

编码	条目
F3	保持良好的情绪和乐观的精神状态
F4	控制自己不向别人发脾气

1. 第一公因子命名

抽取的第一个公因子包括 6 个条目,分别为 T1～T6,负荷为 0.777～0.939,解释总变异的 20.868%,涉及症状管理问题,如咯血时服用止血药、保持呼吸道的畅通,气促较明显时进行氧疗等。因此,该因子可命名为“症状管理”。

2. 第二公因子命名

抽取的第二个公因子包括 3 个条目,分别为 T7～T9,负荷为 0.513～0.577,解释总变异的 9.542%,涉及疾病信息方面的问题,如通过各种方式学习肺结核病相关知识、与其他肺结核患者交流疾病相关知识等,因此,该因子可命名为“信息管理”。

3. 第三公因子命名

抽取的第三个公因子包括 8 个条目,负荷为 0.438～0.561,解释总变异的 7.036%,涉及对相关规定的依从性问题,如严格执行戒烟的规定、坚持按医生制定的化疗方案治疗等,因此,该因子可命名为“依从性管理”。

4. 第四公因子命名

抽取的第四个公因子包括 5 个条目,负荷为 0.478～0.608,解释总变异的 5.453%,涉及肺结核患者采取多种自我隔离措施,以预防和控制疾病的传播。因此,该因子可命名为“隔离管理”。

5. 第五公因子命名

抽取的第五个公因子包括 8 个条目,负荷为 0.405～0.852,解释总变异的 4.293%,将该因子命名为“日常生活管理”。

6. 第六公因子命名

抽取的第六个公因子包括 4 个条目,负荷为 0.542～0.789,解释总变异的 3.725%,将该因子命名为“情绪管理”。

六、量表的信效度检验

(一)量表的信度检验

信度主要用于评价量表的稳定性和一致性。本研究用 3 种常用方法检测量表的信度,分别为内部一致性信度、分半信度和重测信度。

1. 内部一致性信度检测

内部一致性信度用于检验量表间条目的一致性,见表 3.20。总量表的克朗

巴赫 α 系数为 0.872,7 个因子的克朗巴赫 α 系数在 0.703～0.804 之间。

表 3.20　量表及各维度信度检验结果

项目	克朗巴赫 α 系数	分半信度
症状管理维度	0.704	0.818
信息管理维度	0.703	0.829
依从性管理维度	0.734	0.852
隔离控制维度	0.713	0.824
日常生活管理维度	0.804	0.848
情绪管理维度	0.722	0.801
量表总分	0.872	0.911

2. 分半信度检测

各因子分半信度在 0.801～0.852 之间,总量表分半信度为 0.911。

3. 重测信度

对 40 位肺结核患者在完成第一次测试后 14 天再次进行测量,计算各维度与总量表的重测信度系数,各维度前后 2 次得分的重测信度系数为 0.798～0.923,总量表的重测信度为 0.933,均具有统计学意义($P<0.01$),表明量表测量结果具有较好的跨时间稳定性,见表 3.21。

表 3.21　量表及各维度重测信度检验结果

项目	重测信度	P 值
症状管理维度	0.798	$P<0.01$
信息管理维度	0.897	$P<0.01$
依从性管理维度	0.923	$P<0.01$
隔离控制维度	0.814	$P<0.01$
日常生活管理维度	0.811	$P<0.01$
情绪管理维度	0.833	$P<0.01$
量表总分	0.933	$P<0.01$

(二)量表的效度检验

1. 相关分析结果

各因子间及因子与总量表的相关性分析显示,各因子间 Pearson 相关系数为 0.305～0.647,表示中低度相关;各因子与总分的相关系数为 0.689～

0.823,均具有统计学意义($P<0.01$),为中高度相关。表明各因子与总体概念一致,6 个因子既方向一致,又有所差异,因而不可互相替代。详见表 3.22。

表 3.22　　量表各因子与总分的相关矩阵

项目	A	B	C	D	E	F	总分
A	1						
B	0.336	1					
C	0.473	0.316	1				
D	0.541	0.305	0.647	1			
E	0.376	0.391	0.411	0.462	1		
F	0.498	0.431	0.439	0.576	0.398	1	
总分	0.659	0.677	0.751	0.823	0.746	0.589	1

2. 内容效度评价

本研究编制的自我管理行为量表,遵循缜密的步骤,量表的维度及各个条目的含义及测量方式均有严格的规定,因此,量表的内容效度较好。

3. 结构效度评价

结构效度评价的内容详见“量表的建构验证”部分。

4. 效标关联效度

慢性病自我管理行为量表总分与肺结核患者自我管理行为量表各因子的相关系数在 0.479～0.591 之间,量表总分之间的相关系数为 0.655,均具有统计学意义($P<0.05$),见表 3.23。

表 3.23　慢性病自我管理行为量表与肺结核患者自我管理行为量表的相关性

项目	运动锻炼	认知性症状管理实践	与医生沟通	量表总分
症状管理维度	0.362	0.423	0.512	0.479
信息管理维度	0.397	0.476	0.601	0.521
依从性管理维度	0.423	0.392	0.437	0.556
隔离控制维度	0.445	0.501	0.456	0.537
日常生活管理维度	0.528	0.576	0.448	0.591
情绪管理维度	0.451	0.412	0.467	0.502
量表总分	0.576	0.572	0.507	0.655

七、量表的可接受性

可接受性分析主要考察量表是否容易被人接受和调查对象完成量表的质量问题，常用量表的接受率、完成时间及完成率来衡量。本研究发放问卷550份，回收500份，回收率为90.9%，可见量表的接受率较好。完成率为调查对象完成量表的比例，通常要求大于85%，本研究所有问卷是以调查者面对面的形式调查的，家属给予支持，患者配合度较高，完成率为100%。一般调查对象完成问卷的时间控制在20分钟以内较易被人接受，本次肺结核患者完成量表的平均时间为18分钟左右，量表的可接受性较好。

综上所述，暂定版量表在经过实证检验后，具有较高的信度、效度及可接受性，因此，可以将其作为最终版量表。最终形成的肺结核患者自我管理行为量表见表3.19。

第二篇

肺结核患者自我管理行为测评及影响因素分析

第四章 概 述

目前，自我管理在我国卫生领域已得到一定程度的应用，但多集中在高血压、糖尿病等常见的慢性病，关于传染病患者自我管理的研究却极少，这在一定程度上是因为传染病患者绝大多数是在传染病防治机构治疗。但是肺结核患者与一般的传染病患者不同，因为前者以居家治疗为主。同时，由于其传染性，肺结核患者与一般的慢性病患者也不同，因此，现有的慢性病患者自我管理量表很难直接用于对肺结核患者自我管理行为的测评。本研究在前期已经编制了肺结核患者自我管理行为量表，因此，通过对量表的应用，了解肺结核患者自我管理行为的现状，确定需要干预的重点人群，从而为采取针对性的干预措施提供实证依据。

第一节 国内外相关研究进展

赵芳芳等人分别使用糖尿病患者生存质量量表和糖尿病自我管理量表，对糖尿病患者的生存质量和自我管理水平进行了测评。分析结果显示，二者具有显著的相关性，自我管理的提高，能显著改善糖尿病患者的生存质量，反之亦然，二者互为因果。这与国外学者 Berardisa、Viswanathan 等人的研究结果基本一致。

周英华等人利用中文版癌症自我管理量表，对 254 名肺癌患者进行面对面的访谈，利用收集的资料对量表的信效度进行检验，结果显示，中文版癌症自我管理量表具有较高信度和效度。

令狐晓娟等人利用中文版癌症自我管理量表和社会支持评定量表，分别对 160 名癌症患者进行问卷调查，分析结果显示，癌症患者的社会支持力度与自我管理水平存在明显的正相关，说明提高对癌症患者的社会支持力度，能够显著改善其自我管理水平。钱会娟也进行了类似的研究，分析结果显示，癌症患者的自我管理水平属中等水平，与其相关的因素为健康状况、抑郁、精神状况、焦虑及社会支持等。这与马颖等人的研究结果基本一致。

朱勤芬等人利用造口自我管理问卷对 84 名直肠造口癌患者进行了调查,调查结果显示,患者自我管理能力为中等水平,与其相关的因素为年龄、婚姻状况、并发症及疲劳度等。陆云等人则分析了这类患者的自我管理与疲乏症状体验的关系,分析结果显示,二者有显著的负相关性。

钱多等人对 149 名接受动脉化疗栓塞术后的肝癌患者进行了问卷调查,结果发现肝癌患者自我管理属于中低水平,与其相关的因素为生存质量、生理状况、介入治疗次数、社会支持等。张娟也进行了相似的研究,但分析结果略有差异,她认为自我管理与症状不良反应及心理功能呈正相关,而与心理症状呈负相关。

冯希源等人利用记忆症状评估量表及中文版癌症自我管理量表,对 104 名妇科化疗患者进行了问卷调查,分析结果显示,患者的症状体验与自我管理存在显著负相关。

徐江华对住院的 112 名中风患者进行了问卷调查,调查结果显示,中风患者的自我管理属于中等水平,与其相关的因素为抑郁、支付方式、性别、职业,其中抑郁的影响最大。

施萍对 235 名术前的前列腺增生患者进行了调查,调查结果显示,术前前列腺增生患者自我管理水平较低,与其相关的因素有年龄、受教育程度、收入水平、饮食情况及症状困扰等。

贾崇岩编制了尘肺患者自我管理量表,并对其信度和效度进行了检验,量表包括尘肺病患者自我管理行为及尘肺病患者自我管理效能两个分量表。

综上所述,目前关于患者自我管理的研究,多是以慢性病患者为对象的,关于传染病患者的研究较少,而关于肺结核患者自我管理行为的研究则更是少之又少。

第二节　研究目的及意义

基于上述背景,本研究旨在测评肺结核患者自我管理行为,从而为相关部门采取针对性的干预措施提供客观依据。具体目标为:

(1)对肺结核患者自我管理行为的水平进行测评。

(2)确定影响肺结核患者自我管理行为水平的主要因素。

(3)提出针对性的政策建议与措施,为相关部门采取干预措施提供依据。

第三节　资料来源与方法

一、资料来源

本研究的资料分为常规资料以及现场调查的资料，其来源分述如下：

（一）常规资料的来源

1. 统计资料

来源于《山东省统计年鉴 2015》《山东省卫生统计年鉴 2015》、山东省统计信息网、山东省以及样本地区结核病防治规划实施报表等。

2. 文献资料

利用中国期刊全文数据库、中文科技期刊数据库和万方数据库等数据库，以“肺结核”“慢性病”“自我管理”“影响因素”等词语为关键词进行检索；通过PubMed以及United Nations等官方网站和搜索工具，以检索研究相关的国外文献资料。

（二）现场调查资料的来源

1. 样本地区的确定

研究采用多阶段分层整群抽样的方法，按照经济发展水平的高低，将山东省地市级行政区域划分为经济水平高、中和低 3 类，分别从 3 类地区选择济南市、潍坊市和菏泽市，然后分别从 3 个市选择 2 个县（市、区），共计 6 个县（市、区）作为样本地区，分别为历下区、槐荫区、奎文区、寿光市、单县和曹县。

2. 样本人群的确定

样本人群为明确诊断为肺结核的患者。

（1）纳入标准：①肺结核患者的诊断均符合国家相应的诊断标准；②年龄在18 岁以上；③能正确应答且能回答问题，能独立或通过研究者帮助填写所需研究问卷；④同意参加本研究。

（2）剔除标准：①患者患有精神异常及智力障碍者；②患者本人要求终止和极度不合作者；③体质过分虚弱，不能完成问卷者；④神志不清、不合作、语言表达不清者；⑤伴神经系统疾病或严重躯体功能损害者，如四肢活动障碍影响正常生活及工作。

3. 样本量的确定

编制量表时，预试对象人数以问卷中包括最多条目的“分量表”的 3～5 倍人数为原则。学者 Tinsley 建议，进行因子分析时，每个条目与预试样本数的比例为 1∶5 到 1∶10 之间，如果受试者总数在 300 人以上时，这个比例便不太重要；另一学者 Comrey 也认为量表条目数与预试人数比例约为 1∶5 较为适宜。

本研究拟建立的肺结核患者自我管理量表需要进行因子分析，预试条目数为48，根据条目数与预试人数比例为 1∶10，考虑到一定的失访率，暂定样本含量为 550 人。

4. 调查方法

采用自制的量表及问卷，对选取的样本人群进行面对面的访谈，调查工具包括肺结核患者基本特征调查问卷及自我管理行为量表，前者主要是对肺结核患者的社会人口学等特征进行描述，而后者是利用编制的量表测评肺结核患者的自我管理行为水平。同时，为了确定肺结核患者自我管理行为水平的影响因素，也对肺结核患者的抑郁情况、社会支持情况以及生活质量进行了调查。

(1)抑郁情况：采用 Zung 抑郁自评量表(SDS)进行测评。该量表含有 20 个反映抑郁主观感受的项目，每个项目按症状出现的频度分为四级评分，最低总分为 20 分，最高总分为 80 分，其中 12 个为正向评分，8 个为反向评分。

(2)社会支持情况：采用肖水源等编制的社会支持评定量表(SSRS)进行测评。该量表共 10 个条目，包括客观支持(3 条)、主观支持(4 条)和对社会支持的利用度(3 条)3 个维度。具体评定方法：(1)总分：即 10 个条目计分之和，最高总分为 66 分；(2)客观支持分：第 2、6、7 条评分之和，最高总分为 22 分；(3)主观支持分：第 1、3、4、5 条评分之和，最高总分为 32 分；(4)对支持的利用度：第 8、9、10 条，最高总分为 12 分。

(3)生活质量：采用蔡映云等改编的生活质量评分表。该量表共 35 个条目，每个条目的得分范围为 1～4 分，总分范围为 35～140 分，分数越高，表示生活质量越差。分量表计分：①日常生活能力 13 个条目，计分范围为 13～52 分；②社会活动状况 7 个条目，计分范围为 7～28 分；③抑郁心理症状 8 个条目，计分范围为 8～32 分；④焦虑心理症状 7 个条目，计分范围为 7～28 分。计算总分时，需将分量表各条目反向计分。

二、资料分析方法

对原始数据资料进行编码整理后，全部输入计算机，用 Access 建立数据库，在进行逻辑分析和处理后，在统计软件 SPSS17.0 上进行数据分析。研究所采取的分析方法如下：

(一)一般描述性分析

主要用来描述肺结核患者的基本特征及自我管理的现状，前者主要分析社会人口学特征、家庭因素以及其他一些因素等；后者主要描述肺结核患者的自我管理行为水平等。

（二）单因素分析

为探讨样本人群的基本特征与自我管理行为水平的关系，首先进行单因素分析，该部分统计分析方法包括 t/F 及χ^2检验等。

（三）多因素分析

本研究对单因素分析结果中有显著水平的因素，进一步进行多因素 logistic 回归分析，分别建立这些因素与肺结核患者自我管理行为水平及各维度水平的回归模型。本研究采取的回归模型为二分类 logistic 回归模型。

（四）结构方程模型

结构方程模型是基于变量的协方差矩阵来分析变量之间关系的一种统计方法，实际上是一般线性模型的拓展，包括因子模型与结构模型，体现了传统路径分析与因子分析的完美结合。其包含的变量分为以下几类：①观测变量：可直接测量的变量；②潜变量：亦称“隐变量”，是无法直接观测并测量的变量。潜变量需要通过设计若干指标间接加以测量；③外生变量：是指那些在模型或系统中只起解释变量作用的变量。它们在模型或系统中只影响其他变量，而不受其他变量的影响；④内生变量：是指那些在模型或系统中受模型或系统中其他变量包括外生变量和内生变量影响的变量，它们也可以影响其他变量。

结构方程模型示意图如图 4.1 所示，观测变量通常用长方形或方形表示，外生观测变量用 x 表示，内生观测变量用 y 表示。潜变量用椭圆或圆形表示，外生潜变量通常用 ξ 表示，内生潜变量通常用 η 表示。δ 表示外生观测变量 x 的误差；ε 表示内生观测变量 y 的误差。结构方程模型通常包括 3 个矩阵方程式：

$$\begin{cases} y=\Lambda_y\eta+\varepsilon \\ x=\Lambda_x\xi+\sigma \\ \eta=B\mu+\tau\xi+\zeta \end{cases}$$

。因此，本研究利用结构方程模型，对肺结核患者自我管理行为的形成性分析中，建立生存质量、社会支持以及行为之间的结构方程模型，以确定肺结核患者自我管理行为水平的影响因素。

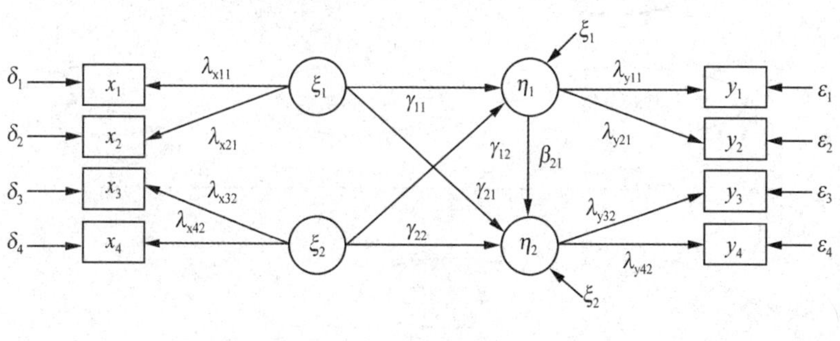

图 4.1　结构方程模型

三、研究技术路线

本研究的技术路线如图 4.2 所示。

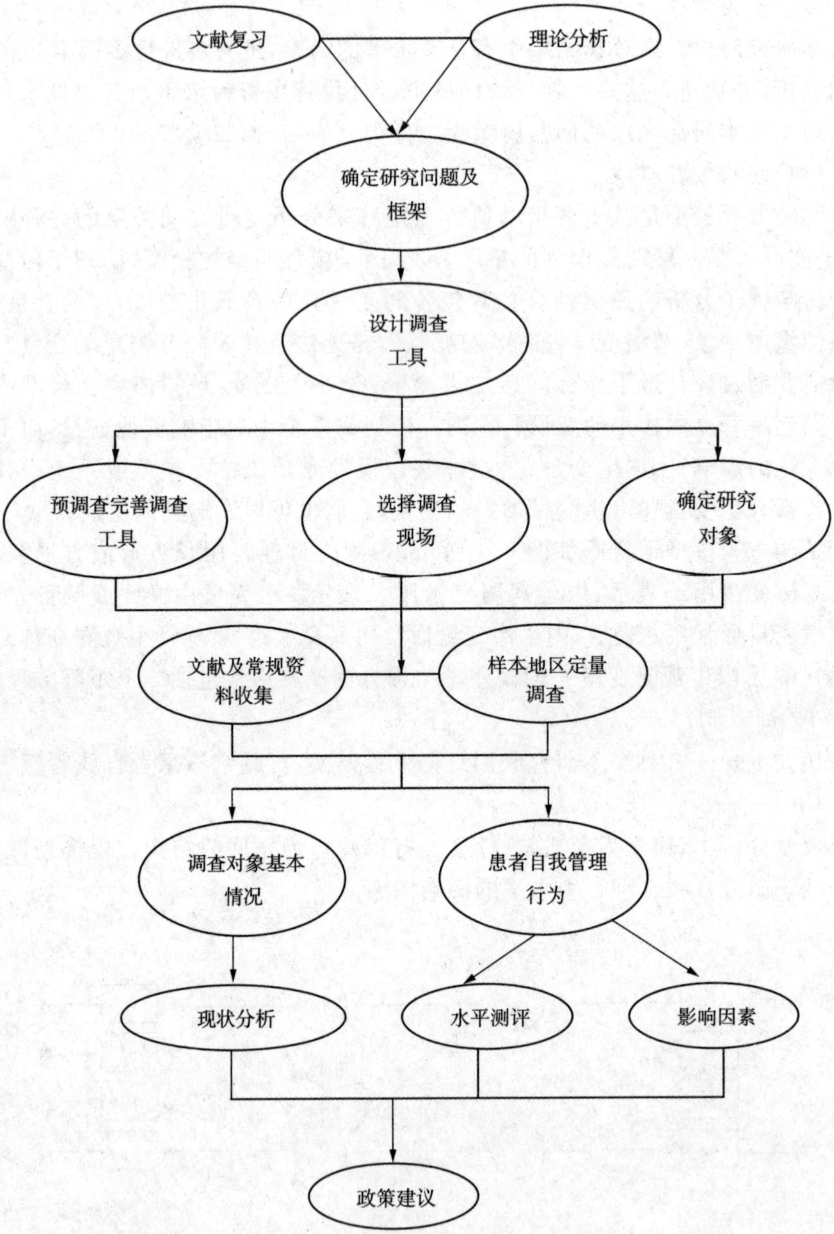

图 4.2　研究技术路线

四、质量控制

主要采取以下措施对研究进行质量控制：

（一）预调查

正式调查前，课题组研究人员在济南市槐荫区进行了预调查，根据调查中出现的问题修改调查表，调整实施方案。调查表中重要的指标均有明确的定义和标准，便于被调查者准确理解调查表内容。

（二）调查人员的培训

调查员由泰山医学院公共卫生学院的研究生组成，进行统一的严格培训，使其熟悉问卷涉及的有关内容及进行问卷访谈的技巧。

（三）现场协调

为保证调查工作的顺利进行，课题组与调查现场的相关卫生行政部门进行了充分沟通，并得到了当地各部门的大力协助和配合，使调研工作的开展有条不紊。

（四）调查数据的核查

当天的所有调查问卷由质量审核组进行质量审查并编码，对问卷中出现的问题及时进行反馈，从而对调查质量的提升有很大帮助。

（五）资料录入、整理阶段质量控制

用 Epidata3.1 软件进行数据录入并建立数据库，问卷采取双录入以保证数据录入的准确性。利用 SPSS17.0 软件对数据库进行逻辑分析，对缺漏项及逻辑不符合项进行修正。

第五章　样本人群基本情况

第一节　患者基本特征描述

一、患者性别分布

500名样本人群中，男性377人，女性123人，所占比例分别为75.4%和24.6%。

二、患者文化水平分布

样本人群文化水平普遍较低，初中及以下文化水平者280人，所占比例为56.0%，而大专及以上文化水平者34人，所占比例仅为6.8%。

三、患者年龄分布

50～64岁的肺结核患者人数最多，所占比例为45.8%，其次为35～49岁的患者，而35岁以下的患者所占比例最小，为13.6%。

四、患者婚姻状况分布

样本人群以已婚者为主，所占比例为66.6%，其次为未婚的患者，而离异/丧偶的患者最少，所占比例为10.4%。

五、患者收入水平分布

500名样本人群中，年收入15000元以下的患者96人，所占比例为19.2%，年收入15000～29999元的患者239人，所占比例为47.8%，而年收入30000元及以上的患者165人，所占比例为33.0%。

六、患者健康教育情况

500名样本人群中，接受过健康教育的患者151人，未接受过健康教育的患者349人，所占比例分别为30.2%和69.8%。

七、患者受督导情况

500名样本人群中，有人对其进行督导的有337人，无人对其进行督导的有163人，所占比例分别为67.4%和32.6%。

八、患者治疗类型分布

500名样本人群以初治患者为主，所占比例为67.6%，而复治肺结核患者所占比例为32.4%。

九、患者并发症情况

500名样本人群中，有并发症的患者100人，所占比例为20.0%，无并发症的患者400人，所占比例为80.0%。

十、患者户口类型分布

500名样本人群中，城镇户口的有173人，所占比例为34.6%，而农村户口的有327人，所占比例为65.4%。

十一、患者贫困户情况

500名样本人群中，是贫困户的有105人，所占比例为21.0%，不是贫困户的395人，所占比例为79.0%。

十二、患者参加医疗保险情况

500名样本人群中，参加医疗保险的442人，所占比例为88.4%，未参加任何医疗保险的58人，所占比例为11.6%。

十三、患者上网情况

500名样本人群中，平时上网的有132人，所占比例为26.4%，平时不上网的有368人，所占比例为73.6%。

十四、患者所在地点分布

样本人群中来自寿光市的肺结核患者最多，所占比例为19.4%，而来自槐荫区的患者最少，所占比例为13.6%。详见表5.1。

表5.1　　　　样本人群基本特征分布情况

项目	人数	构成比(%)
性别		
男性	377	75.4
女性	123	24.6
文化水平		
初中及以下	280	56.0
高中	186	37.2
大专及以上	34	6.8
年龄		
18～34岁	68	13.6
35～49岁	120	24.0
50～64岁	229	45.8
65岁及以上	83	16.6
婚姻状况		
未婚	115	23.0
已婚	333	66.6
离异/丧偶	52	10.4
收入水平(元)		
0～14999	96	19.2
15000～29999	239	47.8
30000及以上	165	33.0
健康教育		
接受	151	30.2
未接受	349	69.8
督导与否		
督导	337	67.4

续表

项目	人数	构成比(%)
无人督导	163	32.6
治疗类型		
初治	338	67.6
复治	162	32.4
并发症		
无	400	80.0
有	100	20.0
户口类型		
城镇户口	173	34.6
农村户口	327	65.4
贫困户		
是	105	21.0
否	395	79.0
医疗保险		
参加	442	88.4
未参加	58	11.6
上网与否		
上网	132	26.4
不上网	368	73.6
地点		
单县	84	16.8
曹县	84	16.8
寿光	97	19.4
奎文	88	17.6
槐荫	68	13.6
历下	79	15.8

第二节 患者自我管理行为描述

一、症状管理水平描述

肺结核患者症状管理水平通过本研究制定的量表来测评，包括 6 个条目，分别为：咯血时服用止血药，保持呼吸道的畅通（A1）；突然出现剧烈的咳嗽、咳痰、体温升高、胸痛、胸闷、呼吸困难、明显气促等，及时就医（A2）；无气促时，自行进行呼吸训练（A3）；气促较明显时，进行氧疗（A4）；咳嗽咳痰时，使用有效的方法清除呼吸道痰液（A5）；身体无水肿，痰较多、较稠时多喝水（A6）。

（一）条目 A1 测评情况

条目"咯血时服用止血药，保持呼吸道的畅通"的测评分数为 2.97±1.04，总体水平较低。41.8%的患者几乎做不到这一点，40.0%的患者经常会在咯血时服用止血药，而仅有 3.0%的患者总是能做到这一点。详见表 5.2。

表 5.2 症状管理维度各条目得分情况

条目	各分值被选择频率（%）					平均值
	1 分	2 分	3 分	4 分	5 分	
A1	3.6	41.8	11.6	40.0	3.0	2.97±1.04
A2	4.6	38.0	14.0	39.8	3.6	3.00±1.05
A3	6.4	38.6	15.0	37.0	3.0	2.92±1.06
A4	4.2	37.8	23.6	30.6	3.8	2.92±1.00
A5	2.0	39.2	14.2	41.2	3.4	3.05±1.01
A6	5.0	38.0	15.8	37.6	3.6	2.97±1.05

（二）条目 A2 测评情况

条目"突然出现剧烈的咳嗽、咳痰、体温升高、胸痛、胸闷、呼吸困难、明显气促等，及时就医"的测评分数为 3.00±1.05，总体水平较低。38.0%的患者在出现明显症状时几乎不及时就医，39.8%的患者在出现明显症状时经常及时就医，而仅 3.6%的患者总是能够及时就医，尚有 4.6%的患者在出现明显症状时从不及时就医。详见表 5.2。

（三）条目 A3 测评情况

条目"无气促时，自行进行呼吸训练"的测评分数为 2.92±1.06，总体水平较低。38.6%的患者在无气促时几乎不进行呼吸训练，37.0%的患者经常进行呼吸训练，而仅 3.0%的患者总是进行呼吸训练，6.4%的患者从不进行呼吸训练。详见表 5.2。

（四）条目 A4 测评情况

条目“气促较明显时，进行氧疗”的测评分数为 2.92±1.00，总体水平较低。37.8%的患者在气促较明显时几乎不进行氧疗，30.6%的患者在气促较明显时经常进行氧疗，而仅 3.8%的患者在气促较明显时总是进行氧疗，高达 4.2%的患者在气促较明显时从不进行氧疗。详见表 5.2。

（五）条目 A5 测评情况

条目“咳嗽咳痰时，使用有效的方法清除呼吸道痰液”的测评分数为 3.05±1.01，总体水平较低。39.2%的患者咳嗽咳痰时几乎不清除痰液，41.2%的患者咳嗽咳痰时经常会清除痰液，而仅 3.4%的患者总是会清除痰液，2.0%的患者从不清除痰液。详见表 5.2。

（六）条目 A6 测评情况

条目“身体无水肿，痰较多、较稠时多喝水”的测评分数为 2.97±1.05，总体水平较低。38.0%的患者几乎不多喝水，37.6%的患者经常多喝水，而仅有 3.6%的患者总是在需要时多喝水，甚至有 5.0%的患者总是做不到这一点。详见表 5.2。

二、信息管理情况描述

肺结核患者信息管理水平通过本研究制定的量表来测评，包括 3 个条目，分别为：关注药物的不良反应、效果、剂量（B1）；通过各种方式学习肺结核病相关知识（B2）；与其他肺结核患者交流疾病相关知识（B3）。每个条目 1～5 分，因此，信息管理维度总分值为 15 分，而调查结果显示，肺结核患者信息管理水平测评分数为 8.66±1.86，说明肺结核患者信息管理水平总体偏低。

（一）条目 B1 测评情况

条目“关注药物的不良反应、效果、剂量”的测评分数为 2.87±1.05，总体水平较低。仅 3.4%的患者总是对药物的不良反应、效果及剂量进行关注，33.6%的患者经常关注，而 42.2%的患者几乎不关注药物的不良反应、效果及剂量，甚至有 5.4%的患者从不对这些知识进行关注。详见表 5.3。

表 5.3　　信息管理维度各条目得分情况

条目	各分值被选择频率(%)					平均值
	1 分	2 分	3 分	4 分	5 分	
B1	5.4	42.2	15.4	33.6	3.4	2.87±1.05
B2	5.0	39.4	15.2	37.4	3.0	2.94±1.04
B3	5.2	42.6	15.6	35.4	1.2	2.85±1.01

(二)条目 B2 测评情况

条目“通过各种方式学习肺结核相关知识”的测评分数为 2.94±1.04，总体水平较低。仅 3.0%的患者总是通过各种方式学习肺结核相关知识，37.4%的患者经常通过各种方式学习肺结核相关知识，而 39.4%的患者几乎不学习相关知识，甚至有 5.0%的患者从不学习相关知识。详见表 5.3。

(三)条目 B3 测评情况

条目“与其他肺结核患者交流疾病相关知识”的测评分数为 2.85±1.01，总体水平较低。仅 1.2%的患者总是与其他肺结核患者交流疾病相关知识，而 42.6%的患者几乎不与其他肺结核患者交流疾病相关知识。详见表 5.3。

三、依从性管理情况描述

肺结核患者依从性管理水平通过本研究制定的量表来测评，包括 8 个条目，分别为：避免吃过冷、硬、油腻及辛辣刺激性食品(C1)；严格执行戒烟的规定(C2)；严格执行限酒的规定(C3)；疾病初期增加卧床休息时间(C4)；恢复期逐渐增加活动量(C5)；定期送痰液到结核病防治机构检查(C6)；出现不良反应后及时到医院就诊(C7)；坚持按医生制定的化疗方案治疗(C8)。

(一)条目 C1 测评情况

条目“避免吃过冷、硬、油腻及辛辣刺激性食品”的测评分数为 2.87±0.99，总体水平较低。仅 1.0%的肺结核患者总是能做到不吃过冷、硬、油腻及辛辣刺激性食品，而 42.2%的肺结核患者几乎做不到不吃过冷、硬、油腻及辛辣刺激性食品，甚至有 4.2%的肺结核患者总是做不到不吃过冷、硬、油腻及辛辣刺激性食品。详见表 5.4。

表 5.4　依从性管理维度各条目得分情况

条目	各分值被选择频率(%)					平均值
	1 分	2 分	3 分	4 分	5 分	
C1	4.2	42.2	17.0	35.6	1.0	2.87±0.99
C2	5.2	42.2	15.2	36.2	1.2	2.86±1.01
C3	4.4	40.6	16.0	37.6	1.4	2.91±1.00
C4	5.4	42.6	16.4	32.2	3.4	2.86±1.04
C5	2.2	40.0	15.4	39.4	3.0	3.01±1.00
C6	4.6	39.0	13.6	39.8	3.0	2.98±1.05
C7	2.0	39.6	16.8	38.6	3.0	3.01±0.99
C8	2.8	42.4	18.6	33.8	2.4	2.91±0.98

（二）条目 C2 测评情况

条目“严格执行戒烟的规定”的测评分数为 2.86±1.01，总体水平较低。仅 1.2%的肺结核患者严格执行戒烟的规定，而 42.2%的患者几乎不执行戒烟的规定，甚至有 5.2%的患者从不执行戒烟的规定。详见表 5.4。

（三）条目 C3 测评情况

条目“严格执行限酒的规定” 的测评分数为 2.91±1.00，总体水平较低。仅 1.4%的肺结核患者严格执行限酒的规定，而 40.6%的患者几乎不执行限酒的规定，甚至有 4.4%的患者从不执行限酒的规定。详见表 5.4。

（四）条目 C4 测评情况

条目“疾病初期增加卧床休息时间”的测评分数为 2.86±1.04，总体水平偏低。仅 3.4%的肺结核患者总能做到这一点，而 42.6%的肺结核患者几乎做不到这一点，甚至有 5.4%的肺结核患者从来做不到这一点。详见表 5.4。

（五）条目 C5 测评情况

条目“恢复期逐渐增加活动量”的测评分数为 3.01±1.00，总体水平偏低。仅 3.0%的肺结核患者总是能够做到这一点，而 40.0%的肺结核患者几乎做不到这一点，甚至有 2.2%的肺结核患者从来做不到这一点。详见表 5.4。

（六）条目 C6 测评情况

条目“定期送痰液到结核病防治机构检查”的测评分数为 2.98±1.05，总体水平较低。仅 3.0%的肺结核患者总是能做到这一点，而 39.0%的肺结核患者几乎不能做到定期送痰液到结核病防治机构检查，甚至有 4.6%的肺结核患者从来做不到这一点。详见表 5.4。

（七）条目 C7 测评情况

条目“出现不良反应后及时到医院就诊”的测评分数为 3.01±0.99，总体水平较低。仅 3.0%的肺结核患者在出现不良反应后，总是能及时到医院就诊，而不是自行停药。而 39.6%的肺结核患者几乎做不到这一点，甚至有 2.0%的肺结核患者从来做不到这一点。详见表 5.4。

（八）条目 C8 测评情况

条目“坚持按医生制定的化疗方案治疗”的测评分数为 2.91±0.98，总体水平较低。仅 2.4%的肺结核患者总是能坚持按医生制定的化疗方案治疗，而 42.4%的肺结核患者几乎做不到这一点，甚至有 2.8%的肺结核患者从来做不到这一点。详见表 5.4。

四、隔离管理情况描述

肺结核患者隔离管理水平通过本研究制定的量表来测评，包括 5 个条目，分别为：将痰吐在盛有消毒液的痰盂内，或吐在卫生纸里包好后焚烧（D1）；在咳嗽、喷嚏时捂住口鼻，避免痰液及飞沫四溅(D2)；对居所进行定期消毒(D3)；对被褥、衣服、餐具等日常用品进行消毒(D4)；生活用品与家人分开搁置(D5)。

(一)条目 D1 测评情况

条目“将痰吐在盛有消毒液的痰盂内，或吐在卫生纸里包好后焚烧”的测评分数为 1.42±0.55，总体水平较低。没有肺结核患者总能或经常能做到这一点，而 35.8%的肺结核患者基本做不到这一点，甚至有 61.2%的肺结核患者总是做不到这一点。详见表 5.5。

表 5.5　隔离管理维度各条目得分情况

条目	各分值被选择频率(%)					平均值
	1分	2分	3分	4分	5分	
D1	61.2	35.8	3.0	0.0	0.0	1.42±0.55
D2	3.2	43.0	15.6	35.6	2.6	2.91±1.01
D3	60.6	36.8	2.6	0.0	0.0	1.42±0.54
D4	61.2	36.2	2.6	0.0	0.0	1.41±0.54
D5	13.4	46.6	37.8	0.6	1.6	2.30±0.77

(二)条目 D2 测评情况

条目“在咳嗽、喷嚏时捂住口鼻，避免痰液及飞沫四溅”的测评分数为 2.91±1.01，总体水平较低。仅 2.6%的肺结核患者能完全做到这一点，而 43.0%的患者几乎做不到这一点，甚至有 3.2%的患者从来做不到这一点。详见表 5.5。

(三)条目 D3 测评情况

条目“对居所进行定期消毒”的测评分数为 1.42±0.54，总体水平极低。没有肺结核患者总能或经常对居所进行消毒，而 36.8%的患者几乎不对居所进行定期消毒，甚至有 60.6%的患者从不对居所进行定期消毒。详见表 5.5。

(四)条目 D4 测评情况

条目“对被褥、衣服、餐具等日常用品进行消毒”的测评分数为 1.41±0.54，总体水平极低。没有肺结核患者总能或经常对日常用品进行消毒，而 36.2%的肺结核患者几乎做不到这一点，甚至有 61.2%的肺结核患者从来做不到这一点。详见表 5.5。

(五)条目 D5 测评情况

条目“生活用品与家人分开搁置”的测评分数为 2.30±0.77，总体水平偏低。仅 1.6%的肺结核患者总是能够做到这一点，而 46.6%的肺结核患者几乎做不到这一点，甚至有 13.4%的肺结核患者从来做不到这一点。详见表 5.5。

五、日常生活管理情况描述

肺结核患者日常生活管理水平通过本研究制定的量表来测评，包括 8 个条目，分别为：科学平衡饮食，不偏食（E1）；增加高热能饮食（E2）；增加奶制品、瘦肉、豆制品和其他优质蛋白质的摄入（E3）；饮食中增加新鲜蔬菜、水果的摄入，补充充足的维生素（E4）；注意钙、铁的补充，增加奶类、豆类食品的摄入（E5）；根据身体状况调节运动（E6）；根据天气变化，及时增减衣服，预防感冒（E7）；定时通风换气，保持居所的空气新鲜及阳光充足（E8）。每个条目 1～5 分，因此，日常生活管理维度总分值为 40 分，而调查结果显示，肺结核患者日常生活管理水平测评分数为 23.39±4.28，说明肺结核患者日常生活管理水平总体偏低。

（一）条目 E1 测评情况

条目“科学平衡饮食，不偏食”的测评分数为 2.90±1.06，总体水平较低。仅 3.2％的肺结核患者总是能做到平衡饮食，而 41.4％的肺结核患者几乎做不到这一点，甚至有 5.8％的肺结核患者从来做不到这一点。详见表 5.6。

表 5.6　日常生活管理维度各条目得分情况

条目	各分值被选择频率（％）					平均值
	1 分	2 分	3 分	4 分	5 分	
E1	5.8	41.4	13.4	36.2	3.2	2.90±1.06
E2	2.6	40.8	18.8	35.0	2.8	2.95±0.99
E3	3.6	40.6	16.4	36.8	2.6	2.94±1.01
E4	5.2	39.0	15.4	37.2	3.2	2.94±1.05
E5	2.8	43.8	17.2	33.8	2.4	2.89±0.99
E6	4.0	42.6	14.2	37.2	2.0	2.91±1.02
E7	3.4	42.2	16.0	36.0	2.4	2.92±1.00
E8	1.8	39.2	25.2	30.2	3.6	2.95±0.95

（二）条目 E2 测评情况

条目“增加高热能饮食”的测评分数为 2.95±0.99，总体水平较低。仅 2.8％的肺结核患者总是能够做到增加高热能饮食，而 40.8％的患者几乎做不到这一点，甚至有 2.6％的患者从来做不到这一点。详见表 5.6。

（三）条目 E3 测评情况

条目“增加奶制品、瘦肉、豆制品和其他优质蛋白质的摄入”的测评分数为 2.94±1.01，总体水平较低。仅 2.6％的肺结核患者总能做到这一点，而

40.6%的患者几乎做不到这一点，甚至有3.6%的患者从来做不到这一点。详见表5.6。

(四)条目E4测评情况

条目“饮食中增加新鲜蔬菜、水果的摄入，补充充足的维生素”的测评分数为2.94±1.05，总体水平偏低。仅3.2%的肺结核患者总能做到这一点，而39.0%的肺结核患者几乎做不到这一点，甚至有5.2%的肺结核患者从来做不到这一点。详见表5.6。

(五)条目E5测评情况

条目“注意钙、铁的补充，增加奶类、豆类食品的摄入”的测评分数为2.89±0.99，总体水平偏低。仅2.4%的肺结核患者总是能够做到这一点，而43.8%的肺结核患者几乎做不到这一点，甚至有2.8%的肺结核患者从来做不到这一点。详见表5.6。

(六)条目E6测评情况

条目“根据身体状况调节运动”的测评分数为2.91±1.02，总体水平较低。仅2.0%的肺结核患者总是能做到这一点，而42.6%的肺结核患者几乎不能做到根据身体状况调节运动，甚至有4.0%的肺结核患者从来做不到这一点。详见表5.6。

(七)条目E7测评情况

条目“根据天气变化，及时增减衣服，预防感冒”的测评分数为2.92±1.00，总体水平较低。仅2.4%的肺结核患者总是能及时增减衣服，而42.2%的肺结核患者几乎做不到这一点，甚至有3.4%的肺结核患者从来做不到这一点。详见表5.6。

(八)条目E8测评情况

条目“定时通风换气，保持居所的空气新鲜及阳光充足”的测评分数为2.95±0.95，总体水平较低。仅3.6%的肺结核患者总是能定时通风换气，而39.2%的肺结核患者几乎做不到这一点，甚至有1.8%的肺结核患者从来做不到这一点。详见表5.6。

六、情绪管理情况描述

肺结核患者情绪管理水平通过本研究制定的量表来测评，包括4个条目，分别为：心情不好时，将注意力转移到其他想做的事情上(F1)；有烦恼的事情向亲属或朋友倾诉，寻求帮助(F2)；保持良好的情绪和乐观的精神状态(F3)；控制自己不向别人发脾气(F4)。每个条目1～5分，因此，情绪管理维度总分值为20分，而调查结果显示，肺结核患者情绪管理水平测评分数为11.62±2.58，说明肺结核患者情绪管理水平总体偏低。

（一）条目 F1 测评情况

条目“心情不好时，将注意力转移到其他想做的事情上”的测评分数为3.03±1.05，总体水平较低。仅 3.6％的肺结核患者总是能做到这一点，而36.8％的肺结核患者几乎做不到这一点，甚至有 4.2％的肺结核患者从来做不到这一点。详见表 5.7。

表 5.7　　情绪管理维度各条目得分情况

条目	各分值被选择频率（％）					平均值
	1分	2分	3分	4分	5分	
F1	4.2	36.8	14.2	41.2	3.6	3.03±1.05
F2	4.8	38.2	17.0	37.2	2.8	2.95±1.03
F3	3.4	41.0	20.0	33.0	2.6	2.90±0.99
F4	3.2	49.0	21.6	23.4	2.8	2.74±0.95

（二）条目 F2 测评情况

条目“有烦恼的事情向亲属或朋友倾诉，寻求帮助”的测评分数为 2.95±1.03，总体水平较低。仅 2.8％的肺结核患者总是能够做到这一点，而 38.2％的患者几乎做不到这一点，甚至有 4.8％的患者从来做不到这一点。详见表 5.7。

（三）条目 F3 测评情况

条目“保持良好的情绪和乐观的精神状态”的测评分数为 2.90±0.99，总体水平较低。仅 2.6％的肺结核患者能够一直保持良好的情绪和乐观的精神状态，而 41.0％的患者几乎做不到这一点，甚至有 3.4％的患者从来做不到这一点。详见表 5.7。

（四）条目 F4 测评情况

条目“控制自己不向别人发脾气”的测评分数为 2.74±0.95，总体水平偏低。仅 2.8％的肺结核患者总能做到这一点，而 49.0％的肺结核患者几乎做不到这一点，甚至有 3.2％的肺结核患者从来做不到这一点。详见表 5.7。

第六章　自我管理行为水平分析

第一节　单因素分析结果

一、性别与自我管理行为

在自我管理行为维度上，女性肺结核患者的自我管理水平相对较高，测评分数为100.79±19.77，而男性肺结核患者的自我管理水平则较低，测评分数为92.26±11.39。经检验，性别不同的肺结核患者自我管理行为水平也不同，女性高于男性，差异有统计学意义（$t=4.543$，$P=0.000$）。详见表6.1。

表6.1　肺结核患者自我管理行为水平单因素分析

项目	人数	测评分数		t/F值	P值
		平均数	标准差		
性别				4.543	0.000
男性	377	92.26	11.39		
女性	123	100.79	19.77		
文化水平				133.941	0.000
初中及以下	280	87.98	8.93		
高中	186	99.56	11.33		
大专及以上	34	118.44	25.25		
年龄				36.887	0.000
18～34岁	68	107.76	20.76		
35～49岁	120	95.58	10.45		

续表

项目	人数	测评分数		t/F 值	P 值
		平均数	标准差		
50～64 岁	229	92.78	9.83		
65 岁及以上	83	85.96	15.79		
婚姻状况				0.379	0.685
未婚	115	95.32	13.46		
已婚	333	93.99	14.57		
离异/丧偶	52	94.63	15.27		
收入水平(元)				0.347	0.707
0～14999	96	94.66	13.87		
15000～29999	239	93.81	14.19		
30000 及以上	165	94.98	14.98		
健康教育				10.773	0.000
接受	151	105.08	16.05		
未接受	349	89.72	10.68		
督导与否				10.919	0.000
督导	337	98.75	13.04		
无人督导	163	85.28	12.70		
治疗类型				0.689	0.491
初治	338	94.05	14.27		
复治	162	95.00	14.62		
并发症				0.272	0.786
无	400	94.45	14.35		
有	100	94.01	14.55		
户口类型				1.280	0.201
城镇户口	173	95.49	14.99		
农村户口	327	93.76	14.03		
贫困户				5.775	0.000
是	105	86.33	16.76		

续表

项目	人数	测评分数		t/F 值	P 值
		平均数	标准差		
否	395	96.49	12.88		
医疗保险				0.086	0.931
参加	442	94.38	14.46		
未参加	58	94.21	13.89		
上网与否				4.255	0.000
上网	132	100.01	19.57		
不上网	368	92.33	11.35		
地点				1.652	0.145
单县	84	94.08	24.52		
曹县	84	94.11	17.53		
寿光	97	91.47	9.04		
奎文	88	97.11	9.84		
槐荫	68	96.06	8.89		
历下	79	93.94	7.58		

二、文化水平与自我管理行为

在自我管理行为维度上，大专及以上文化水平的肺结核患者自我管理水平最高，测评分数为 118.44±25.25，其次为高中文化水平的肺结核患者，而初中及以下文化水平的肺结核患者自我管理水平最低，测评分数为 87.98±8.93。经检验，文化水平不同的肺结核患者自我管理行为水平也不同，差异有统计学意义（$F=133.941$，$P=0.000$）。总体趋势为：文化水平越高的肺结核患者自我管理行为水平就越高。详见表 6.1。

三、年龄与自我管理行为

在自我管理行为维度上，35 岁以下的肺结核患者自我管理水平最高，测评分数为 107.76±20.76，其次为 35～49 岁的肺结核患者，而 65 岁及以上的肺结核患者自我管理水平最低，测评分数为 85.96±15.79。经检验，不同年龄组的肺结核患者自我管理行为水平也不同，差异有统计学意义（$F=36.887$，$P=0.000$）。总体趋势为：年龄越大的肺结核患者自我管理行为水平就越低。详见表 6.1。

四、婚姻状况与自我管理行为

在自我管理行为维度上，不同婚姻状况的肺结核患者自我管理水平相差无几，未婚、已婚及离异/丧偶的肺结核患者，测评分数分别为 95.32±13.46、93.99±14.57 及 94.63±15.27。经检验，婚姻状况不同的肺结核患者，自我管理行为水平并无统计学差异（$F=0.379$，$P=0.685$）。详见表 6.1。

五、收入水平与自我管理行为

在自我管理行为维度上，不同收入水平的肺结核患者自我管理水平相差无几，年收入 15000 元以下、15000～29999 元及 30000 元以上的肺结核患者，自我管理行为测评分数分别为 94.66±13.87、93.81±14.19 及 94.98±14.98。经检验，收入水平不同的肺结核患者，自我管理行为水平并无统计学差异（$F=0.347$，$P=0.707$）。详见表 6.1。

六、健康教育与自我管理行为

在自我管理行为维度上，接受过健康教育的肺结核患者自我管理水平相对较高，测评分数为 105.08±16.05，而未接受过健康教育的肺结核患者自我管理水平则较低，测评分数为 89.72±10.68。检验结果显示，接受与未接受过健康教育的肺结核患者，自我管理行为水平也不同，前者高于后者，差异有统计学意义（$t=10.773$，$P=0.000$）。详见表 6.1。

七、督导与自我管理行为

在自我管理行为维度上，有人督导的肺结核患者自我管理水平相对较高，测评分数为 98.75±13.04，而无人督导的肺结核患者自我管理水平则较低，测评分数为 85.28±12.70。检验结果显示，有人督导与无人督导的肺结核患者，自我管理行为水平也不同，前者高于后者，差异有统计学意义（$t=10.919$，$P=0.000$）。详见表 6.1。

八、治疗类型与自我管理行为

在自我管理行为维度上，复治肺结核患者自我管理水平略高，测评分数为 95.00±14.62，而初治肺结核患者测评分数为 94.05±14.27。经检验，治疗类型不同的肺结核患者自我管理行为水平并无统计学差异（$t=0.689$，$P=0.491$）。详见表 6.1。

九、并发症与自我管理行为

有并发症与无并发症的肺结核患者，自我管理行为的测评分数分别为

94.01±14.55 和 94.45±14.35。检验结果显示，有并发症与无并发症的肺结核患者，自我管理行为水平并无统计学差异（$t=0.272$，$P=0.786$）。详见表 6.1。

十、户口类型与自我管理行为

在自我管理行为维度上，城镇户口的肺结核患者自我管理水平相对较高，测评分数为 95.49±14.99，而农村户口的肺结核患者自我管理水平则较低，测评分数为 93.76±14.03。但检验结果显示，不同户口类型的肺结核患者自我管理行为水平并无统计学差异（$t=1.280$，$P=0.201$）。详见表 6.1。

十一、贫困户与自我管理行为

在自我管理行为维度上，不是贫困户的肺结核患者自我管理水平相对较高，测评分数为 96.49±12.88，而是贫困户的肺结核患者自我管理水平则较低，测评分数为 86.33±16.76。检验结果显示，贫困户与非贫困户的肺结核患者自我管理行为水平也不同，后者高于前者，差异有统计学意义（$t=5.775$，$P=0.000$）。详见表 6.1。

十二、医疗保险与自我管理行为

在自我管理行为维度上，参加医疗保险的肺结核患者自我管理水平略高，测评分数为 94.38±14.46，而未参加医疗保险的肺结核患者自我管理水平略低，测评分数为 94.21±13.89。但检验结果显示，参加与未参加医疗保险的肺结核患者，自我管理行为水平并无统计学差异（$t=0.086$，$P=0.931$）。详见表 6.1。

十三、上网与自我管理行为

在自我管理行为维度上，平时上网的肺结核患者自我管理水平略高，测评分数为 100.01±19.57，而平时不上网的肺结核患者自我管理水平略低，测评分数为 92.33±11.35。检验结果显示，上网与不上网的肺结核患者自我管理行为水平也不同，前者高于后者，差异有统计学意义（$t=4.255$，$P=0.000$）。详见表 6.1。

十四、地点与自我管理行为

在自我管理行为维度上，奎文区的肺结核患者自我管理水平最高，测评分数为 97.11±9.84，而寿光市的肺结核患者自我管理水平则最低，测评分数为 91.47±9.04。但检验结果显示，不同地点的肺结核患者自我管理行为水平并无统计学差异（$F=1.652$，$P=0.145$）。详见表 6.1。

第二节 多因素分析结果

一、回归模型的构建

以肺结核患者自我管理行为水平的高低为因变量，以单因素分析中有统计学意义的 7 个因素为自变量，建立二分类 logistic 回归模型，详见表 6.2。由于肺结核患者自我管理行为水平的划分并无金标准，因此，本研究以测评分数 98 为界值，高于 98 者为“高水平”，否则为“低水平”。

表 6.2 自我管理行为水平影响因素的 logistic 回归模型变量

项目	编码
因变量(自我管理行为水平)	0=低水平;2=高水平
性别	1=男性;2=女性
文化水平	1=初中及以下;2=高中;3=大专及以上
年龄	1=35 岁以下;2=35～49 岁;3=50～64 岁;4=65 岁及以上
健康教育	1=接受;2=未接受
督导	1=有人督导;2=无人督导
贫困户	1=贫困户;2=非贫困户
上网与否	1=上网;2=不上网

二、回归结果分析

回归结果显示，与肺结核患者自我管理行为水平相关的因素有 3 个，分别为文化水平、健康教育及督导，详见表 6.3。

表 6.3 肺结核患者自我管理行为水平多因素分析

项目	B	S. E.	Wald	Sig.	OR	95%CI	
						下限	上限
男性	−0.219	0.333	0.433	0.510	0.803	0.418	1.543
文化水平			58.997	0.000			
初中及以下	−4.473	0.791	32.007	0.000	0.011	0.002	0.054

续表

项目	B	S. E.	Wald	Sig.	OR	95%CI	
						下限	上限
高中	−1.521	0.726	4.393	0.036	0.218	0.053	0.906
年龄			18.266	0.000			
18～34岁	1.033	0.579	3.189	0.074	2.811	0.904	8.739
35～49岁	0.450	0.492	0.837	0.360	1.568	0.598	4.108
50～64岁	−0.746	0.480	2.414	0.120	0.474	0.185	1.215
健康教育	1.221	0.322	14.403	0.000	3.392	1.805	6.373
督导	1.625	0.476	11.674	0.001	5.078	1.999	12.897
贫困户	0.507	0.422	1.441	0.230	1.660	0.726	3.795
上网	−0.179	0.332	0.290	0.590	0.836	0.436	1.603
常数	−0.091	0.839	0.012	0.914	0.913		

(一)文化水平与自我管理行为

与对照组即大专及以上文化水平的肺结核患者相比，初中及以下、高中文化水平的肺结核患者，自我管理行为水平均较低，差异有统计学意义。二者的OR值分别为0.011和0.218，说明文化水平越高的肺结核患者自我管理行为水平就越高。

(二)健康教育与自我管理行为

与对照组即未接受过健康教育的肺结核患者相比，接受过健康教育的肺结核患者自我管理行为水平相对较高，差异有统计学意义（OR＝3.392，$P=0.000$）。

(三)督导与自我管理行为

与对照组即无人督导的肺结核患者相比，有人督导的肺结核患者自我管理行为水平相对较高，差异有统计学意义（OR＝5.078，$P=0.001$）。

第七章　症状管理水平分析

症状管理维度总分值为 30 分，而调查结果显示，肺结核患者症状管理水平测评分数为 17.82±5.53，说明肺结核患者症状管理水平总体偏低。由于肺结核患者症状管理水平的划分尚无金标准，因此，本研究以测评分数 22 为界值，高于 22 者为“高水平”，否则为“低水平”。

第一节　单因素分析结果

一、性别与症状管理水平

在症状管理维度上，女性肺结核患者自我管理高水平者所占的比例相对较高，为 43.09%，而男性肺结核患者自我管理高水平者所占的比例则较低，为 23.87%。检验结果显示，女性与男性患者症状管理水平也不同，前者高于后者，差异有统计学意义（$\chi^2=16.772$，$P=0.000$）。详见表 7.1。

表 7.1　　症状管理水平单因素分析结果

项目	症状管理水平		高水平率（%）	χ^2值	P值
	低水平	高水平			
性别				16.772	0.000
男性	287	90	23.87		
女性	70	53	43.09		
文化水平				91.458	0.000
初中及以下	242	38	13.57		
高中	109	77	41.40		
大专及以上	6	28	82.35		

续表

项目	症状管理水平		高水平率(%)	χ^2值	P值
	低水平	高水平			
年龄				32.767	0.000
18～34岁	31	37	54.41		
35～49岁	78	42	35.00		
50～64岁	183	46	20.09		
65岁及以上	65	18	21.69		
婚姻状况				5.162	0.080
未婚	79	36	31.30		
已婚	247	86	25.83		
离异/丧偶	31	21	40.38		
收入水平(元)				0.846	0.658
0～14999	65	31	32.29		
15000～29999	172	67	28.03		
30000及以上	120	45	27.27		
健康教育				62.969	0.000
接受	71	80	52.98		
未接受	286	63	18.05		
督导与否				18.271	0.000
督导	221	116	34.42		
无人督导	136	27	16.56		
治疗类型				0.597	0.440
初治	245	93	27.51		
复治	112	50	30.86		
并发症				2.775	0.096
无	279	121	30.25		
有	78	22	22.00		
户口类型				1.307	0.253
城镇户口	118	55	31.79		

续表

项目	症状管理水平		高水平率（%）	χ^2值	P值
	低水平	高水平			
农村户口	239	88	26.91		
贫困户				3.037	0.081
是	82	23	21.90		
否	275	120	30.38		
医疗保险				0.543	0.461
参加	318	124	28.05		
未参加	39	19	32.76		
上网与否				5.294	0.021
上网	84	48	36.36		
不上网	273	95	25.82		
地点				4.769	0.445
单县	55	29	34.52		
曹县	59	25	29.76		
寿光	74	23	23.71		
奎文	59	29	32.95		
槐荫	49	19	27.94		
历下	61	18	22.78		

二、文化水平与症状管理水平

在症状管理维度上，大专及以上文化水平的肺结核患者自我管理水平相对较高，高水平者所占的比例为82.35%，其次为高中文化水平的肺结核患者，而初中及以下文化水平的肺结核患者自我管理水平则最低，高水平者仅为13.57%。检验结果显示，文化水平不同的肺结核患者症状管理水平也不同，差异有统计学意义（$\chi^2=91.458$，$P=0.000$）。总体趋势为文化水平越高的肺结核患者症状管理水平也越高。详见表7.1。

三、年龄与症状管理水平

在症状管理维度上，35岁以下的肺结核患者自我管理水平最高，高水平者所占的比例为54.41%，其次为35～49岁的肺结核患者，而50～64岁的肺结核患者自我管理水平最低,高水平者为20.09%。检验结果显示,不同年龄组的肺结核患者症状管理水平也不同,差异有统计学意义($\chi^2=32.767, P=0.000$)。详见表7.1。

四、婚姻状况与症状管理水平

在症状管理维度上,离异/丧偶的肺结核患者自我管理水平最高,高水平者所占的比例为40.38%,其次为未婚的患者,而已婚的患者自我管理水平最低,高水平者仅为25.83%。经检验,婚姻状况不同的患者,症状管理水平并无统计学差异($\chi^2=5.162, P=0.080$)。详见表7.1。

五、收入水平与症状管理水平

在症状管理维度上,年收入15000元以下的肺结核患者自我管理水平最高,高水平者所占的比例为32.29%,其次为年收入15000~29999元的肺结核患者,而年收入30000元及以上的患者自我管理水平最低,高水平者占27.27%。但检验结果显示,收入水平不同的肺结核患者,在症状管理维度的自我管理水平并无统计学差异($\chi^2=0.846, P=0.658$)。详见表7.1。

六、健康教育与症状管理水平

在症状管理维度上,接受过健康教育的肺结核患者自我管理水平相对较高,高水平者所占的比例为52.98%,而未接受过健康教育的肺结核患者自我管理水平较低,高水平者占18.05%。检验结果显示,接受与未接受过健康教育的肺结核患者,症状管理水平不同,前者高于后者,差异有统计学意义($\chi^2=62.969, P=0.000$)。详见表7.1。

七、督导与症状管理水平

在症状管理维度上,有人督导的肺结核患者自我管理水平相对较高,高水平者所占的比例为34.42%,而无人督导的肺结核患者自我管理水平较低,高水平者占16.56%。检验结果显示,有人督导与无人督导的肺结核患者,在症状管理维度的自我管理水平不同,前者高于后者,差异有统计学意义($\chi^2=18.271, P=0.000$)。详见表7.1。

八、治疗类型与症状管理水平

在症状管理维度上,复治的肺结核患者自我管理水平相对较高,高水平者所占的比例为30.86%,而初治的肺结核患者自我管理水平则较低,高水平者占27.51%。检验结果显示,治疗类型不同的肺结核患者,症状管理水平并无统计学差异($\chi^2=0.597, P=0.440$)。详见表 7.1。

九、并发症与症状管理水平

在症状管理维度上，无并发症的肺结核患者自我管理水平相对较高，高水平者所占的比例为 30.25%，而有并发症的肺结核患者自我管理水平则较低，高水平者占 22.00%。检验结果显示，有、无并发症的肺结核患者，症状管理水平并无统计学差异($\chi^2=2.775, P=0.096$)。详见表 7.1。

十、户口类型与症状管理水平

在症状管理维度上，城镇户口的肺结核患者自我管理水平相对较高，高水平者所占的比例为 31.79%，而农村户口的肺结核患者自我管理水平则较低，高水平者占 26.91%。检验结果显示，户口类型不同的肺结核患者，症状管理水平并无统计学差异($\chi^2=1.307, P=0.253$)。详见表 7.1。

十一、贫困户与症状管理水平

在症状管理维度上，非贫困户的肺结核患者自我管理水平相对较高，高水平者所占的比例为 30.38%，而是贫困户的肺结核患者自我管理水平则较低，高水平者占 21.90%。检验结果显示，贫困户与非贫困户的患者，症状管理水平并无统计学差异($\chi^2=3.037, P=0.081$)。详见表 7.1。

十二、医疗保险与症状管理水平

在症状管理维度上，未参加医疗保险的肺结核患者，自我管理水平相对较高，高水平者所占的比例为 32.76%，而参加医疗保险的肺结核患者，自我管理水平则较低，高水平者占 28.05%。检验结果显示，参加与未参加医疗保险的肺结核患者，在症状管理维度的自我管理水平并无统计学差异($\chi^2=0.543, P=0.461$)。详见表 7.1。

十三、上网与症状管理水平

在症状管理维度上，平时上网的肺结核患者自我管理水平相对较高，高水平者所占的比例为 36.36%，而平时不上网的肺结核患者自我管理水平则较低，高水平者仅占 25.82%。检验结果显示，平时上网与不上网的肺结核患者，在症状管理维度的自我管理水平不同，前者高于后者，差异有统计学意义($\chi^2=5.294, P=0.021$)。详见表 7.1。

十四、居住地与症状管理水平

在症状管理维度上，来自单县的肺结核患者自我管理水平最高，而历下区的肺结核患者自我管理水平最低。但检验结果显示，居住地不同的肺结核患者，症状管理水平并无统计学差异($\chi^2=4.769$，$P=0.445$)。详见表 7.1。

第二节　多因素分析结果

一、回归模型的构建

以肺结核患者症状管理水平的高低为因变量，以单因素分析中有统计学意义的 6 个因素为自变量，建立二分类 logistic 回归模型，详见表 7.2。

表 7.2　症状管理水平影响因素的 logistic 回归模型变量

项目	编码
因变量(症状管理水平)	0＝低水平；2＝高水平
性别	1＝男性；2＝女性
文化水平	1＝初中及以下；2＝高中；3＝大专及以上
年龄	1＝35 岁以下；2＝35～49 岁；3＝50～64 岁；4＝65 岁及以上
健康教育	1＝接受；2＝未接受
督导	1＝有人督导；2＝无人督导
上网与否	1＝上网；2＝不上网

二、回归结果分析

回归结果显示，与肺结核患者症状管理水平相关的因素有 2 个，分别为文化水平和健康教育，详见表 7.3。

表 7.3　肺结核患者症状管理水平多因素分析

项目	B	S. E.	Wald	Sig.	OR	95%CI	
						下限	上限
男性	−0.176	0.263	0.452	0.501	0.838	0.501	1.402
文化水平			24.242	0.000			
初中及以下	−2.512	0.555	20.465	0.000	0.081	0.027	0.241
高中	−1.545	0.519	8.851	0.003	0.213	0.077	0.590
年龄			5.852	0.119			

续表

项目	B	S. E.	Wald	Sig.	OR	95%CI	
						下限	上限
18～34 岁	0.791	0.424	3.484	0.062	2.205	0.961	5.056
35～49 岁	0.666	0.377	3.125	0.077	1.946	0.930	4.070
50～64 岁	0.238	0.361	0.435	0.509	1.269	0.625	2.575
健康教育	0.798	0.256	9.691	0.002	2.221	1.344	3.671
督导	0.137	0.286	0.232	0.630	1.147	0.656	2.008
上网	0.229	0.251	0.832	0.362	1.257	0.769	2.055
常数	0.250	0.605	0.170	0.680	1.284		

(一)文化水平与症状管理水平

与对照组即大专及以上文化水平的肺结核患者相比，初中及以下、高中文化水平的肺结核患者症状管理水平较低，差异有统计学意义。二者的 OR 值分别为 0.081 和 0.213，说明文化水平越高的肺结核患者症状管理水平越高。

(二)健康教育与症状管理水平

与对照组即未接受过健康教育的肺结核患者相比，接受过健康教育的肺结核患者症状管理水平相对较高，差异有统计学意义(OR=2.221，P=0.002)。

第八章　信息管理水平分析

信息管理维度总分值为15分，而调查结果显示，肺结核患者信息管理水平测评分数为8.66±1.86，说明肺结核患者信息管理水平总体偏低。由于肺结核患者信息管理水平的划分尚无金标准，因此，本研究以测评分数10为界值，高于10者为“高水平”，否则为“低水平”。

第一节　单因素分析结果

一、性别与信息管理水平

在信息管理维度上，女性肺结核患者自我管理高水平者所占的比例相对较高，为21.1%，而男性肺结核患者自我管理高水平者所占的比例则较低，为9.5%。检验结果显示，女性与男性肺结核患者信息管理水平也不同，前者高于后者，差异有统计学意义($\chi^2=10.382, P=0.001$)。详见表8.1。

表8.1　　信息管理水平单因素分析结果

项目	信息管理水平		高水平率(%)	χ^2值	P值
	低水平	高水平			
性别				10.382	0.001
男性	341	36	9.5		
女性	97	26	21.1		
文化水平				38.850	0.000
初中及以下	258	22	7.9		
高中	164	22	11.8		
大专及以上	16	18	52.9		

续表

项目	信息管理水平		高水平率(%)	χ^2值	P值
	低水平	高水平			
年龄				23.400	0.000
18～34岁	46	22	32.4		
35～49岁	110	10	8.3		
50～64岁	205	24	10.5		
65岁及以上	77	6	7.2		
婚姻状况				0.625	0.725
未婚	101	14	12.2		
已婚	293	40	12.0		
离异/丧偶	44	8	15.4		
收入水平(元)				0.674	0.716
0～14999	84	12	12.5		
15000～29999	212	27	11.3		
30000及以上	142	23	13.9		
健康教育				16.441	0.000
接受	118	33	21.9		
未接受	320	29	8.3		
督导与否				23.786	0.000
督导	280	57	16.9		
无人督导	158	5	3.1		
治疗类型				0.822	0.365
初治	293	45	13.3		
复治	145	17	10.5		
并发症				1.423	0.233
无	347	53	13.3		
有	91	9	9.0		
户口类型				0.193	0.660
城镇户口	150	23	13.3		

续表

项目	信息管理水平		高水平率（%）	χ^2值	P值
	低水平	高水平			
农村户口	288	39	11.9		
贫困户				0.469	0.493
是	94	11	10.5		
否	344	51	12.9		
医疗保险				0.007	0.935
参加	387	55	12.4		
未参加	51	7	12.1		
上网与否				9.815	0.002
上网	105	27	20.5		
不上网	333	35	9.5		

二、文化水平与信息管理水平

在信息管理维度上，大专及以上文化水平的肺结核患者自我管理水平相对较高，高水平率为52.9%，其次为高中文化水平的肺结核患者，而初中及以下文化水平的肺结核患者自我管理水平则最低，高水平率仅为7.9%。检验结果显示，文化水平不同的肺结核患者信息管理水平也不同，差异有统计学意义（χ^2=38.850，P=0.000）。总体趋势为文化水平越高的肺结核患者信息管理水平也越高。详见表8.1。

三、年龄与信息管理水平

在信息管理维度上，35岁以下的肺结核患者自我管理水平相对较高，高水平者所占的比例为32.4%，其次为50～64岁的肺结核患者，而65岁及以上的肺结核患者的自我管理水平最低，高水平率为7.2%。检验结果显示，不同年龄组的肺结核患者信息管理水平不同，差异有统计学意义（χ^2=23.400，P=0.000）。详见表8.1。

四、婚姻状况与信息管理水平

在信息管理维度上，未婚、已婚和离异/丧偶的肺结核患者自我管理水平相近，高水平者所占的比例分别为12.2%、12.0%和15.4%。检验结果显示，婚姻状况不同的肺结核患者，在信息管理维度的自我管理水平并无统计学差异（χ^2=0.625，P=0.725）。详见表8.1。

五、收入水平与信息管理水平

在信息管理维度上，年收入在30000元及以上的肺结核患者，自我管理水平最高，高水平者所占的比例为13.9%，其次为年收入15000元以下的患者，而年收入15000～29999元的肺结核患者自我管理水平最低，高水平率为11.3%。检验结果显示，收入水平不同的肺结核患者信息管理水平并无统计学差异($\chi^2=0.674$，$P=0.716$)。详见表8.1。

六、健康教育与信息管理水平

在信息管理维度上，接受过健康教育的肺结核患者自我管理水平相对较高，高水平者所占的比例为21.9%，而未接受过健康教育的肺结核患者自我管理水平较低，高水平者所占的比例仅为8.3%。检验结果显示，接受与未接受过健康教育的肺结核患者，在信息管理维度的自我管理水平不同，前者高于后者，差异有统计学意义($\chi^2=16.441$，$P=0.000$)。详见表8.1。

七、督导与信息管理水平

在信息管理维度上，有人督导的肺结核患者的自我管理水平较高，高水平者所占的比例为16.9%，而无人督导的肺结核患者自我管理水平较低，高水平者仅占3.1%。检验结果显示，有人督导与无人督导的肺结核患者，在信息管理维度的自我管理水平不同，差异有统计学意义($\chi^2=23.786$，$P=0.000$)。详见表8.1。

八、治疗类型与信息管理水平

在信息管理维度上，初治与复治的肺结核患者，自我管理水平较高者所占的比例分别为13.3%和10.5%。检验结果显示，治疗类型不同的肺结核患者，在信息管理维度的自我管理水平并无统计学差异($\chi^2=0.822$，$P=0.365$)。详见表8.1。

九、并发症与信息管理水平

在信息管理维度上，有、无并发症的肺结核患者，自我管理水平较高者所占的比例分别为9.0%和13.3%。检验结果显示，二者的信息管理水平并无统计学差异($\chi^2=1.423$，$P=0.233$)。详见表8.1。

十、户口类型与信息管理水平

在信息管理维度上，城镇户口与农村户口的肺结核患者，自我管理水平较高者所占的比例分别为13.3%和11.9%。检验结果显示，户口类型不同的肺结核患者，信息管理水平并无统计学差异($\chi^2=0.193$，$P=0.660$)。详见表8.1。

十一、贫困户与信息管理水平

在信息管理维度上，贫困户与非贫困户的肺结核患者，自我管理水平较高者所占的比例分别为10.5%和12.9%。检验结果显示，二者的信息管理水平并无统计学差异(χ^2=0.469，P=0.493)。详见表8.1。

十二、医疗保险与信息管理水平

在信息管理维度上，参加与未参加医疗保险的肺结核患者，自我管理水平较高者所占的比例分别为12.4%和12.1%。检验结果显示差异无统计学意义(χ^2=0.007，P=0.935)。详见表8.1。

十三、上网与信息管理水平

在信息管理维度上，上网的肺结核患者自我管理水平相对较高，高水平者所占的比例为20.5%，而不上网的肺结核患者自我管理水平较低，高水平者所占的比例仅为9.5%。检验结果显示，上网与不上网的肺结核患者，信息管理水平不同，前者高于后者，差异有统计学意义(χ^2=9.815，P=0.002)。详见表8.1。

综上所述，单因素分析初步确定了与肺结核患者信息管理水平相关的因素，分别为性别、文化水平、年龄、健康教育、督导及上网与否。

第二节　多因素分析结果

一、回归模型的构建

以肺结核患者信息管理水平的高低为因变量，以单因素分析中有统计学意义的6个因素为自变量，建立二分类 logistic 回归模型，详见表8.2。

表8.2　信息管理水平影响因素的 logistic 回归模型变量

项目	编码
因变量(信息管理水平)	0=低水平；2=高水平
性别	1=男性；2=女性
文化水平	1=初中及以下；2=高中；3=大专及以上
年龄	1=35岁以下；2=35～49岁；3=50～64岁；4=65岁及以上
健康教育	1=接受；2=未接受
督导	1=有人督导；2=无人督导
上网与否	1=上网；2=不上网

二、回归结果分析

回归结果显示，与肺结核患者信息管理水平相关的因素有 3 个，分别为文化水平、督导和上网与否，详见表 8.3。

表 8.3　　肺结核患者信息管理水平多因素分析

项目	B	S. E.	Wald	Sig.	OR	95%CI	
						下限	上限
男性	−0.283	0.344	0.674	0.412	0.754	0.384	1.481
文化水平			10.474	0.005			
初中及以下	−1.596	0.494	10.438	0.001	0.203	0.077	0.534
高中	−1.473	0.579	6.468	0.011	0.229	0.074	0.713
年龄			5.916	0.116			
18～34 岁	1.066	0.551	3.748	0.053	2.904	0.987	8.547
35～49 岁	0.034	0.578	0.003	0.954	1.034	0.333	3.208
50～64 岁	0.476	0.515	0.854	0.355	1.610	0.586	4.422
健康教育	0.239	0.378	0.400	0.527	1.270	0.606	2.661
督导	1.516	0.507	8.954	0.003	4.554	1.687	12.294
上网	0.620	0.313	3.923	0.048	1.859	1.006	3.435
常数	−2.373	0.798	8.835	0.003	0.093		

(一)文化水平与信息管理水平

与对照组即大专及以上文化水平的肺结核患者相比，初中及以下、高中文化水平的肺结核患者信息管理水平较低，差异有统计学意义。二者的 OR 值分别为 0.203 和 0.229，说明文化水平越高的肺结核患者信息管理水平越高。

(二)督导与信息管理水平

与对照组即无人督导的肺结核患者相比，有人督导的肺结核患者信息管理水平相对较高，差异有统计学意义(OR=4.554，P=0.003)。

(三)上网与信息管理水平

与对照组即不上网的肺结核患者相比，上网的肺结核患者信息管理水平相对较高，差异有统计学意义(OR=1.859，P=0.048)。

第九章　依从性管理水平分析

依从性管理维度总分值为40分，而调查结果显示，肺结核患者依从性管理水平测评分数为23.40±3.75，说明肺结核患者依从性管理水平总体偏低。由于肺结核患者依从性管理水平的划分尚无金标准，因此，本研究以测评分数25为界值，高于25者为“高水平”，否则为“低水平”。

第一节　单因素分析结果

一、性别与依从性管理水平

在依从性管理维度上，女性肺结核患者自我管理水平相对较高，高水平者所占的比例相对较高，为30.9%，而男性肺结核患者自我管理高水平者所占的比例则较低，为22.0%。检验结果显示，女性与男性肺结核患者依从性管理水平也不同，前者高于后者，差异有统计学意义（$\chi^2=3.844$，$P=0.050$）。详见表9.1。

表9.1　依从性管理水平单因素分析结果

项目	依从性管理水平		高水平率（%）	χ^2值	P值
	低水平	高水平			
性别				3.844	0.050
男性	294	83	22.0		
女性	85	38	30.9		
文化水平				60.471	0.000
初中及以下	240	40	14.3		
高中	131	55	29.6		

续表

项目	依从性管理水平		高水平率(%)	χ^2值	P值
	低水平	高水平			
大专及以上	8	26	76.5		
年龄				28.008	0.000
18～34 岁	36	32	47.1		
35～49 岁	86	34	28.3		
50～64 岁	184	45	19.7		
65 岁及以上	73	10	12.0		
婚姻状况				0.067	0.987
未婚	87	28	24.3		
已婚	253	80	24.0		
离异/丧偶	39	13	25.0		
收入水平(元)				0.594	0.750
0～14999	75	21	21.9		
15000～29999	182	57	23.8		
30000 及以上	122	43	26.1		
健康教育				17.622	0.000
接受	96	55	36.4		
未接受	283	66	18.9		
督导与否				16.267	0.000
督导	238	99	29.4		
无人督导	141	22	13.5		
治疗类型				2.649	0.104
初治	249	89	26.3		
复治	130	32	19.8		
并发症				0.218	0.640
无	305	95	23.8		
有	74	26	26.0		
户口类型				3.892	0.049

续表

项目	依从性管理水平		高水平率（%）	χ^2值	P值
	低水平	高水平			
城镇户口	140	33	19.1		
农村户口	239	88	26.9		
贫困户				1.320	0.251
是	84	21	20.0		
否	295	100	25.3		
医疗保险				0.098	0.755
参加	336	106	24.0		
未参加	43	15	25.9		
上网与否				2.716	0.099
上网	93	39	29.5		
不上网	286	82	22.3		

二、文化水平与依从性管理水平

在依从性管理维度上，大专及以上文化水平的肺结核患者自我管理水平相对较高，高水平者所占的比例为76.5%，其次为高中文化水平的肺结核患者，而初中及以下文化水平的肺结核患者自我管理水平则最低，高水平者仅占14.3%。检验结果显示，文化水平不同的肺结核患者依从性管理水平也不同，差异有统计学意义（$\chi^2=60.471$，$P=0.000$）。总体趋势为文化水平越高的肺结核患者依从性管理水平也越高。详见表9.1。

三、年龄与依从性管理水平

在依从性管理维度上，35岁以下的肺结核患者自我管理水平相对较高，高水平者所占的比例为47.1%，其次为35～49岁的肺结核患者，而65岁及以上的肺结核患者的自我管理水平最低，高水平者仅为12.0%。检验结果显示，不同年龄组的肺结核患者依从性管理水平不同，差异有统计学意义（$\chi^2=28.008$，$P=0.000$）。详见表9.1。

四、婚姻状况与依从性管理水平

在依从性管理维度上，未婚、已婚和离异/丧偶的肺结核患者自我管理水平相近，高水平者所占的比例分别为 24.3%、24.0%和 25.0%。检验结果显示，婚姻状况不同的肺结核患者，在依从性管理维度的自我管理水平并无统计学差异($\chi^2=0.067, P=0.987$)。详见表 9.1。

五、收入水平与依从性管理水平

在依从性管理维度上，年收入在 30000 元及以上的肺结核患者，自我管理水平最高，高水平者所占的比例为 26.1%，其次为年收入 15000～29999 元的患者，而年收入 15000 元以下的肺结核患者自我管理水平最低，高水平率为 21.9%。检验结果显示，收入水平不同的肺结核患者依从性管理水平并无统计学差异($\chi^2=0.594, P=0.750$)。详见表 9.1。

六、健康教育与依从性管理水平

在依从性管理维度上，接受过健康教育的肺结核患者自我管理水平相对较高，高水平者所占的比例为 36.4%，而未接受过健康教育的肺结核患者自我管理水平较低，高水平者所占的比例仅为 18.9%。检验结果显示，接受与未接受过健康教育的肺结核患者，在依从性管理维度的自我管理水平不同，前者高于后者，差异有统计学意义($\chi^2=17.622, P=0.000$)。详见表 9.1。

七、督导与依从性管理水平

在依从性管理维度上，有人督导的肺结核患者的自我管理水平较高，高水平者所占的比例为 29.4%，而无人督导的肺结核患者自我管理水平较低，高水平者仅占 13.5%。检验结果显示，有人督导与无人督导的肺结核患者，在依从性管理维度的自我管理水平不同，前者高于后者，差异有统计学意义($\chi^2=16.267, P=0.000$)。详见表 9.1。

八、治疗类型与依从性管理水平

在依从性管理维度上，初治与复治的肺结核患者，自我管理水平较高者所占的比例分别为 26.3%和 19.8%。检验结果显示，治疗类型不同的肺结核患者，在依从性管理维度的自我管理水平并无统计学差异($\chi^2=2.649, P=0.104$)。详见表 9.1。

九、并发症与依从性管理水平

在依从性管理维度上，有、无并发症的肺结核患者，自我管理水平较高者所占的比例分别为 26.0%和 23.8%。检验结果显示，二者的依从性管理水平并无统计学差异($\chi^2=0.218, P=0.640$)。详见表 9.1。

十、户口类型与依从性管理水平

在依从性管理维度上，城镇户口与农村户口的肺结核患者，自我管理水平较高者所占的比例分别为19.1%和26.9%。检验结果显示，户口类型不同的肺结核患者，依从性管理水平也不同，差异有统计学意义（$\chi^2=3.892$，$P=0.049$）。详见表9.1。

十一、贫困户与依从性管理水平

在依从性管理维度上，贫困户与非贫困户的肺结核患者，自我管理水平较高者所占的比例分别为20.0%和25.3%。检验结果显示，二者的依从性管理水平并无统计学差异（$\chi^2=1.320$，$P=0.251$）。详见表9.1。

十二、医疗保险与依从性管理水平

在依从性管理维度上，参加与未参加医疗保险的肺结核患者，自我管理水平较高者所占的比例分别为24.0%和25.9%。检验结果显示差异无统计学意义（$\chi^2=0.098$，$P=0.755$）。详见表9.1。

十三、上网与依从性管理水平

在依从性管理维度上，上网的肺结核患者自我管理水平相对较高，高水平者所占的比例为29.5%，而不上网的肺结核患者自我管理水平较低，高水平者所占的比例仅为22.3%。检验结果显示，上网与不上网的肺结核患者，依从性管理水平并无统计学差异（$\chi^2=2.716$，$P=0.099$）。详见表9.1。

综上所述，单因素分析初步确定了肺结核患者依从性管理水平的相关因素，分别为性别、文化水平、年龄、健康教育、督导及户口类型。

第二节　多因素分析结果

一、回归模型的构建

以肺结核患者依从性管理水平的高低为因变量，以单因素分析中有统计学意义的6个因素为自变量，建立二分类 logistic 回归模型，详见表9.2。

表 9.2　　依从性管理水平影响因素的 logistic 回归模型变量

项目	编码
因变量(依从性管理水平)	0=低水平;2=高水平
性别	1=男性;2=女性
文化水平	1=初中及以下;2=高中;3=大专及以上
年龄	1=35 岁以下;2=35～49 岁;3=50～64 岁;4=65 岁及以上
健康教育	1=接受;2=未接受
督导	1=有人督导;2=无人督导
户口类型	1=城镇户口;2=农村户口

二、回归结果分析

回归结果显示,与肺结核患者依从性管理水平相关的因素有 3 个,分别为文化水平、年龄及户口类型,详见表 9.3。

表 9.3　　肺结核患者依从性管理水平多因素分析

项目	B	S. E.	Wald	Sig.	OR	95%CI	
						下限	上限
男性	0.194	0.281	0.480	0.488	1.215	0.701	2.106
文化水平			27.036	0.000			
初中及以下	−2.851	0.550	26.871	0.000	0.058	0.020	0.170
高中	−2.112	0.501	17.787	0.000	0.121	0.045	0.323
年龄			8.764	0.033			
18～34 岁	1.294	0.475	7.408	0.006	3.648	1.437	9.263
35～49 岁	1.127	0.447	6.341	0.012	3.085	1.284	7.414
50～64 岁	0.814	0.431	3.569	0.059	2.257	0.970	5.252
健康教育	0.019	0.281	0.004	0.948	1.019	0.587	1.768
督导	0.423	0.295	2.054	0.152	1.527	0.856	2.723
城镇户口	−0.534	0.255	4.378	0.036	0.586	0.356	0.967
常数	−0.005	0.608	0.000	0.993	0.995		

(一)文化水平与依从性管理水平

与对照组即大专及以上文化水平的肺结核患者相比,初中及以下、高中文化水平的肺结核患者依从性管理水平较低,差异有统计学意义。二者的 OR 值分别为 0.058 和 0.121,说明文化水平越高的肺结核患者依从性管理水平越高。

(二)年龄与依从性管理水平

与对照组即 65 岁及以上的肺结核患者相比,35 岁以下、35～49 岁的肺结核患者依从性管理水平相对较高,差异有统计学意义。二者的 OR 值分别为 3.648 和 3.085,说明 35 岁以下的肺结核患者依从性管理水平最高,其次为 35～49岁的肺结核患者。

(三)户口类型与依从性管理水平

与对照组即农村户口的肺结核患者相比,城镇户口的肺结核患者依从性管理水平较低,差异有统计学意义(OR=0.586,P=0.036)。

第十章　隔离管理水平分析

隔离管理维度总分值为 25 分，而调查结果显示，肺结核患者隔离管理水平测评分数为 9.47±2.04，说明肺结核患者隔离管理水平极低。由于肺结核患者隔离管理水平的划分尚无金标准，因此，本研究以测评分数 10 为界值，高于 10 者为“高水平”，否则为“低水平”。

第一节　单因素分析结果

一、性别与隔离管理水平

在隔离管理维度上，女性肺结核患者自我管理高水平者所占的比例相对较高，为 37.4%，而男性肺结核患者自我管理高水平者所占的比例则较低，为 19.9%。检验结果显示，女性与男性肺结核患者隔离管理水平也不同，前者高于后者，差异有统计学意义（$\chi^2=15.491$，$P=0.000$）。详见表 10.1。

表 10.1　　隔离管理水平单因素分析结果

项目	隔离管理水平		高水平率（%）	χ^2 值	P 值
	低水平	高水平			
性别				15.491	0.000
男性	302	75	19.9		
女性	77	46	37.4		
文化水平				62.807	0.000
初中及以下	243	37	13.2		
高中	127	59	31.7		
大专及以上	9	25	73.5		

续表

项目	隔离管理水平		高水平率（%）	χ^2值	P值
	低水平	高水平			
年龄				25.211	0.000
18～34岁	35	33	48.5		
35～49岁	91	29	24.2		
50～64岁	182	47	20.5		
65岁及以上	71	12	14.5		
婚姻状况				2.358	0.313
未婚	81	34	29.6		
已婚	257	76	22.8		
离异/丧偶	41	11	21.2		
收入水平(元)				1.398	0.489
0～14999	73	23	24.0		
15000～29999	186	53	22.2		
30000及以上	120	45	27.3		
健康教育				23.816	0.000
接受	93	58	38.4		
未接受	286	63	18.1		
督导与否				27.835	0.000
督导	233	104	30.9		
无人督导	146	17	10.4		
治疗类型				0.389	0.533
初治	259	79	23.4		
复治	120	42	25.9		
并发症				0.960	0.327
无	307	93	23.3		
有	72	28	28.0		
户口类型				1.813	0.178
城镇户口	125	48	27.7		

续表

项目	隔离管理水平		高水平率(%)	χ^2值	P值
	低水平	高水平			
农村户口	254	73	22.3		
贫困户				7.774	0.005
是	90	15	14.3		
否	289	106	26.8		
医疗保险				0.116	0.734
参加	334	108	24.4		
未参加	45	13	22.4		
上网与否				0.062	0.803
上网	99	33	25.0		
不上网	280	88	23.9		

二、文化水平与隔离管理水平

在隔离管理维度上，大专及以上文化水平的肺结核患者自我管理水平相对较高，高水平率为73.5%，其次为高中文化水平的肺结核患者，而初中及以下文化水平的肺结核患者自我管理水平则最低，高水平率仅为13.2%。检验结果显示，文化水平不同的肺结核患者隔离管理水平也不同，差异有统计学意义(χ^2=62.807，P=0.000)。总体趋势为文化水平越高的肺结核患者隔离管理水平也越高。详见表10.1。

三、年龄与隔离管理水平

在隔离管理维度上，35岁以下的肺结核患者自我管理水平相对较高，高水平者所占的比例为48.5%，其次为35～49岁的肺结核患者，而65岁及以上的肺结核患者的自我管理水平最低，高水平率为14.5%。检验结果显示，不同年龄组的肺结核患者隔离管理水平不同，差异有统计学意义(χ^2=25.211，P=0.000)。详见表10.1。

四、婚姻状况与隔离管理水平

在隔离管理维度上，未婚、已婚和离异/丧偶的肺结核患者自我管理水平相近，高水平者所占的比例分别为29.6%、22.8%和21.2%。检验结果显示，婚姻状况不同的肺结核患者，在隔离管理维度的自我管理水平并无统计学差异

(χ^2=2.358,P=0.313)。详见表10.1。

五、收入水平与隔离管理水平

在隔离管理维度上,年收入在30000元及以上的肺结核患者,自我管理水平最高,高水平者所占的比例为27.3%,其次为年收入15000元以下的患者,而年收入15000～29999元的肺结核患者自我管理水平最低,高水平率为22.2%。检验结果显示,收入水平不同的肺结核患者隔离管理水平并无统计学差异(χ^2=1.398,P=0.489)。详见表10.1。

六、健康教育与隔离管理水平

在隔离管理维度上,接受过健康教育的肺结核患者自我管理水平相对较高,高水平者所占的比例为38.4%,而未接受过健康教育的肺结核患者自我管理水平较低,高水平者所占的比例仅为18.1%。检验结果显示,接受与未接受过健康教育的肺结核患者,在隔离管理维度的自我管理水平不同,前者高于后者,差异有统计学意义(χ^2=23.816,P=0.000)。详见表10.1。

七、督导与隔离管理水平

在隔离管理维度上,有人督导的肺结核患者的自我管理水平较高,高水平者所占的比例为30.9%,而无人督导的肺结核患者自我管理水平较低,高水平者仅占10.4%。检验结果显示,有人督导与无人督导的肺结核患者,在隔离管理维度的自我管理水平不同,差异有统计学意义(χ^2=27.835,P=0.000)。详见表10.1。

八、治疗类型与隔离管理水平

在隔离管理维度上,初治与复治的肺结核患者,自我管理水平较高者所占的比例分别为23.4%和25.9%。检验结果显示,治疗类型不同的肺结核患者,在隔离管理维度的自我管理水平并无统计学差异(χ^2=0.389,P=0.533)。详见表10.1。

九、并发症与隔离管理水平

在隔离管理维度上,有、无并发症的肺结核患者,自我管理水平较高者所占的比例分别为28.0%和23.3%。但检验结果显示,二者的隔离管理水平并无统计学差异(χ^2=0.960,P=0.327)。详见表10.1。

十、户口类型与隔离管理水平

在隔离管理维度上,城镇户口与农村户口的肺结核患者,自我管理水平较高者所占的比例分别为27.7%和22.3%。检验结果显示,户口类型不同的肺结核患者,隔离管理水平并无统计学差异($\chi^2=1.813, P=0.178$)。详见表 10.1。

十一、贫困户与隔离管理水平

在隔离管理维度上，贫困户与非贫困户的肺结核患者，自我管理水平较高者所占的比例分别为 14.3%和 26.8%。检验结果显示，二者的隔离管理水平不同，后者高于前者，差异有统计学意义($\chi^2=7.774, P=0.005$)。详见表 10.1。

十二、医疗保险与隔离管理水平

在隔离管理维度上，参加与未参加医疗保险的肺结核患者，自我管理水平较高者所占的比例分别为 24.4%和 22.4%。检验结果显示差异无统计学意义($\chi^2=0.116, P=0.734$)。详见表 10.1。

十三、上网与隔离管理水平

在隔离管理维度上，上网的肺结核患者自我管理水平相对较高，高水平率为 25.0%，而不上网的肺结核患者自我管理水平较低，高水平者所占的比例仅为 23.9%。检验结果显示，上网与不上网的肺结核患者，隔离管理水平并无统计学差异($\chi^2=0.062, P=0.803$)。详见表 10.1。

第二节　多因素分析结果

一、回归模型的构建

以肺结核患者隔离管理水平的高低为因变量，以单因素分析中有统计学意义的 6 个因素为自变量，建立二分类 logistic 回归模型，详见表 10.2。

表 10.2　　隔离管理水平影响因素的 logistic 回归模型变量

项目	编码
因变量(隔离管理水平)	0=低水平;2=高水平
性别	1=男性;2=女性
文化水平	1=初中及以下;2=高中;3=大专及以上
年龄	1=35 岁以下;2=35～49 岁;3=50～64 岁;4=65 岁及以上
健康教育	1=接受;2=未接受
督导	1=有人督导;2=无人督导
贫困户	1=贫困户;2=非贫困户

二、回归结果分析

回归结果显示，与肺结核患者隔离管理水平相关的因素有 3 个，分别为文化水平、年龄和督导，详见表 10.3。

表 10.3　　肺结核患者隔离管理水平多因素分析

项目	B	S. E.	Wald	Sig.	OR	95%CI	
						下限	上限
男性	−0.313	0.266	1.389	0.239	0.731	0.434	1.231
文化水平			21.420	0.000			
初中及以下	−2.460	0.538	20.893	0.000	0.085	0.030	0.245
高中	−1.683	0.485	12.062	0.001	0.186	0.072	0.480
年龄			5.365	0.147			
18～34 岁	1.016	0.449	5.130	0.024	2.763	1.147	6.658
35～49 岁	0.511	0.423	1.456	0.228	1.666	0.727	3.819
50～64 岁	0.645	0.399	2.615	0.106	1.906	0.872	4.164
健康教育	−0.031	0.283	0.012	0.911	0.969	0.556	1.688
督导	0.759	0.314	5.839	0.016	2.137	1.154	3.957
贫困户	−0.631	0.335	3.538	0.060	0.532	0.276	1.027
常数	−0.037	0.622	0.004	0.953	0.964		

(一)文化水平与隔离管理水平

与对照组即大专及以上文化水平的肺结核患者相比，初中及以下、高中文化水平的肺结核患者，隔离管理水平相对较低，差异有统计学意义。二者的 OR 值分别为 0.085 和 0.186，说明文化水平越高的肺结核患者隔离管理水平也越高。

(二)年龄与隔离管理水平

与对照组即 65 岁及以上年龄的肺结核患者相比，35 岁以下的肺结核患者隔离管理水平相对较高，差异有统计学意义(OR＝2.763，P＝0.024)。

(三)督导与隔离管理水平

与对照组即无人督导的肺结核患者相比，有人督导的肺结核患者隔离管理水平相对较高，差异有统计学意义(OR＝2.137，P＝0.016)。

第十一章　日常生活管理水平分析

日常生活管理维度总分值为 40 分，而调查结果显示，肺结核患者日常生活管理水平测评分数为 23.39±4.28，说明肺结核患者日常生活管理水平总体偏低。由于肺结核患者日常生活管理水平的划分尚无金标准，因此，本研究以测评分数 25 为界值，高于 25 者为"高水平"，否则为"低水平"。

第一节　单因素分析结果

一、性别与日常生活管理水平

在日常生活管理维度上，女性肺结核患者自我管理高水平者所占的比例相对较高，为 35.0%，而男性肺结核患者自我管理高水平者所占的比例则较低，为 26.8%。检验结果显示，女性与男性肺结核患者日常生活管理水平并无统计学差异（$\chi^2=3.018$，$P=0.082$）。详见表 11.1。

表 11.1　　日常生活管理水平单因素分析结果

项目	日常生活管理水平		高水平率（%）	χ^2值	P值
	低水平	高水平			
性别				3.018	0.082
男性	276	101	26.8		
女性	80	43	35.0		
文化水平				74.493	0.000
初中及以下	239	41	14.6		
高中	108	78	41.9		
大专及以上	9	25	73.5		

续表

项目	日常生活管理水平		高水平率(%)	χ^2值	P值
	低水平	高水平			
年龄				30.076	0.000
18～34岁	30	38	55.9		
35～49岁	84	36	30.0		
50～64岁	173	56	24.5		
65岁及以上	69	14	16.9		
婚姻状况				0.243	0.896
未婚	81	34	29.6		
已婚	239	94	28.2		
离异/丧偶	36	16	30.8		
收入水平(元)				1.417	0.492
0～14999	67	29	30.2		
15000～29999	176	63	26.4		
30000及以上	113	52	31.5		
健康教育				72.236	0.000
接受	68	83	55.0		
未接受	288	61	17.5		
督导与否				25.257	0.000
督导	217	120	35.6		
无人督导	139	24	14.7		
治疗类型				1.272	0.259
初治	246	92	27.2		
复治	110	52	32.1		
并发症				0.002	0.961
无	285	115	28.8		
有	71	29	29.0		
户口类型				0.435	0.510
城镇户口	120	53	30.6		

续表

项目	日常生活管理水平		高水平率（%）	χ^2值	P值
	低水平	高水平			
农村户口	236	91	27.8		
贫困户				1.081	0.299
是	79	26	24.8		
否	277	118	29.9		
医疗保险				2.229	0.135
参加	310	132	29.9		
未参加	46	12	20.7		
上网与否				3.949	0.047
上网	85	47	35.6		
不上网	271	97	26.4		

二、文化水平与日常生活管理水平

在日常生活管理维度上，大专及以上文化水平的肺结核患者自我管理水平相对较高，高水平率为73.5%，其次为高中文化水平的肺结核患者，而初中及以下文化水平的肺结核患者自我管理水平则最低，高水平率仅为14.6%。检验结果显示，文化水平不同的肺结核患者日常生活管理水平也不同，差异有统计学意义（$\chi^2=74.493, P=0.000$）。总体趋势为文化水平越高的肺结核患者日常生活管理水平也越高。详见表11.1。

三、年龄与日常生活管理水平

在日常生活管理维度上，35岁以下的肺结核患者自我管理水平相对较高，高水平者所占的比例为55.9%，其次为35～49岁的肺结核患者，而65岁及以上的肺结核患者的自我管理水平最低，高水平率为16.9%。检验结果显示，不同年龄组的肺结核患者日常生活管理水平不同，差异有统计学意义（$\chi^2=30.076, P=0.000$）。详见表11.1。

四、婚姻状况与日常生活管理水平

在日常生活管理维度上，未婚、已婚和离异/丧偶的肺结核患者自我管理水平相近，高水平者所占的比例分别为29.6%、28.2%和30.8%。检验结果显示，婚姻状况不同的肺结核患者，在日常生活管理维度的自我管理水平并无统计学差异($\chi^2=0.243, P=0.896$)。详见表11.1。

五、收入水平与日常生活管理水平

在日常生活管理维度上，年收入在30000元及以上的肺结核患者，自我管理水平最高，高水平者所占的比例为31.5%，其次为年收入15000元以下的肺结核患者，而年收入15000～29999元的肺结核患者自我管理水平最低，高水平率为26.4%。检验结果显示，收入水平不同的肺结核患者日常生活管理水平并无统计学差异($\chi^2=1.417, P=0.492$)。详见表11.1。

六、健康教育与日常生活管理水平

在日常生活管理维度上，接受过健康教育的肺结核患者自我管理水平相对较高，高水平者所占的比例为55.0%，而未接受过健康教育的肺结核患者自我管理水平较低，高水平者所占的比例仅为17.5%。检验结果显示，接受与未接受过健康教育的肺结核患者，在日常生活管理维度的自我管理水平不同，前者高于后者，差异有统计学意义($\chi^2=72.236, P=0.000$)。详见表11.1。

七、督导与日常生活管理水平

在日常生活管理维度上，有人督导的肺结核患者的自我管理水平较高，高水平者所占的比例为35.6%，而无人督导的肺结核患者自我管理水平较低，高水平者仅占14.7%。检验结果显示，有人督导与无人督导的肺结核患者，在日常生活管理维度的自我管理水平不同，差异有统计学意义($\chi^2=25.257, P=0.000$)。详见表11.1。

八、治疗类型与日常生活管理水平

在日常生活管理维度上，初治与复治的肺结核患者，自我管理水平较高者所占的比例分别为27.2%和32.1%。检验结果显示，治疗类型不同的肺结核患者，在日常生活管理维度的自我管理水平并无统计学差异($\chi^2=1.272, P=0.259$)。详见表11.1。

九、并发症与日常生活管理水平

在日常生活管理维度上，有、无并发症的肺结核患者，自我管理水平较高者所占的比例分别为29.0%和28.8%。但检验结果显示，二者的日常生活管理水平并无统计学差异($\chi^2=0.002, P=0.961$)。详见表11.1。

十、户口类型与日常生活管理水平

在日常生活管理维度上，城镇户口与农村户口的肺结核患者，自我管理水平较高者所占的比例分别为 30.6%和 27.8%。检验结果显示，户口类型不同的肺结核患者，日常生活管理水平并无统计学差异($\chi^2=0.435, P=0.510$)。详见表 11.1。

十一、贫困户与日常生活管理水平

在日常生活管理维度上，贫困户与非贫困户的肺结核患者，自我管理水平较高者所占的比例分别为 24.8%和 29.9%。检验结果显示，二者的日常生活管理水平并无统计学差异($\chi^2=1.081, P=0.299$)。详见表 11.1。

十二、医疗保险与日常生活管理水平

在日常生活管理维度上，参加与未参加医疗保险的肺结核患者，自我管理水平较高者所占的比例分别为 29.9%和 20.7%。检验结果显示差异无统计学意义($\chi^2=2.229, P=0.135$)。详见表 11.1。

十三、上网与日常生活管理水平

在日常生活管理维度上，上网的肺结核患者自我管理水平相对较高，高水平率为 35.6%，而不上网的肺结核患者自我管理水平较低，高水平者所占的比例仅为 26.4%。检验结果显示，上网与不上网的肺结核患者，日常生活管理水平有统计学差异($\chi^2=3.949, P=0.047$)。详见表 11.1。

第二节　多因素分析结果

一、回归模型的构建

以肺结核患者日常生活管理水平的高低为因变量，以单因素分析中有统计学意义的 5 个因素为自变量，建立二分类 logistic 回归模型，详见表 11.2。

表 11.2　　日常生活管理水平影响因素的 logistic 回归模型变量

项目	编码
因变量(日常生活管理水平)	0=低水平;2=高水平
文化水平	1=初中及以下;2=高中;3=大专及以上
年龄	1=35 岁以下;2=35～49 岁;3=50～64 岁;4=65 岁及以上
健康教育	1=接受;2=未接受
督导	1=有人督导;2=无人督导
上网与否	1=上网;2=不上网

二、回归结果分析

回归结果显示，与肺结核患者日常生活管理水平相关的因素有3个，分别为文化水平、年龄和健康教育，详见表11.3。

表11.3　　肺结核患者日常生活管理水平多因素分析

项目	B	S.E.	Wald	Sig.	OR	95%CI	
						下限	上限
文化水平			14.933	0.001			
初中及以下	−1.743	0.520	11.255	0.001	0.175	0.063	0.484
高中	−0.898	0.482	3.474	0.062	0.407	0.158	1.047
年龄			8.300	0.040			
18～34岁	1.226	0.431	8.070	0.005	3.406	1.462	7.935
35～49岁	0.762	0.373	4.179	0.041	2.142	1.032	4.448
50～64岁	0.645	0.397	2.641	0.104	1.905	0.876	4.146
健康教育	1.059	0.256	17.128	0.000	2.885	1.747	4.765
督导	0.390	0.285	1.874	0.171	1.478	0.845	2.584
上网	0.164	0.248	0.439	0.507	1.179	0.725	1.916
常数	−1.084	0.590	3.371	0.066	0.338		

(一)文化水平与日常生活管理水平

与对照组即大专及以上文化水平的肺结核患者相比，初中及以下、高中文化水平的肺结核患者，日常生活管理水平相对较低，差异有统计学意义。二者的OR值分别为0.175和0.407，说明文化水平越高的肺结核患者日常生活管理水平也越高。

(二)年龄与日常生活管理水平

与对照组即65岁及以上年龄的肺结核患者相比，35岁以下、35～49岁的肺结核患者，日常生活管理水平相对较高，差异有统计学意义。二者的OR值分别为3.406和2.142，说明35岁以下的肺结核患者日常生活管理水平最高，其次为35～49岁的肺结核患者。

(三)健康教育与日常生活管理水平

与对照组即未接受过健康教育的肺结核患者相比，接受过健康教育的肺结核患者日常生活管理水平相对较高，差异有统计学意义（OR＝2.885，$P=0.000$）。

第十二章　情绪管理水平分析

情绪管理维度总分值为 20 分，而调查结果显示，肺结核患者情绪管理水平测评分数为 11.62±2.58，说明肺结核患者情绪管理水平总体偏低。由于肺结核患者情绪管理水平的划分尚无金标准，因此，本研究以测评分数 13 为界值，高于 13 者为“高水平”，否则为“低水平”。

第一节　单因素分析结果

一、性别与情绪管理水平

在情绪管理维度上，女性肺结核患者自我管理水平相对较高，高水平者所占的比例相对较高，为 29.3%，而男性肺结核患者自我管理高水平者所占的比例则较低，为 19.6%。检验结果显示，女性与男性肺结核患者情绪管理水平也不同，前者高于后者，差异有统计学意义（$\chi^2=4.803$，$P=0.028$）。详见表 12.1。

表 12.1　　情绪管理水平单因素分析结果

项目	情绪管理水平		高水平率（%）	χ^2值	P值
	低水平	高水平			
性别				4.803	0.028
男性	303	74	19.6		
女性	87	36	29.3		
文化水平				70.823	0.000
初中及以下	250	30	10.7		
高中	131	55	29.6		

续表

项目	情绪管理水平		高水平率（%）	χ^2值	P值
	低水平	高水平			
大专及以上	9	25	73.5		
年龄				21.287	0.000
18～34岁	39	29	42.6		
35～49岁	92	28	23.3		
50～64岁	186	43	18.8		
65岁及以上	73	10	12.0		
婚姻状况				2.200	0.338
未婚	85	30	26.1		
已婚	266	67	20.1		
离异/丧偶	39	13	25.0		
收入水平(元)				0.319	0.872
0～14999	73	23	24.0		
15000～29999	187	52	21.8		
30000及以上	130	35	21.2		
健康教育				59.411	0.000
接受	85	66	43.7		
未接受	305	44	12.6		
督导与否				28.706	0.000
督导	241	96	28.5		
无人督导	149	14	8.6		
治疗类型				0.007	0.934
初治	264	74	21.9		
复治	126	36	22.2		
并发症				0.296	0.586
无	310	90	22.5		
有	80	20	20.0		
户口类型				0.800	0.371

续表

项目	情绪管理水平		高水平率(%)	χ^2值	P 值
	低水平	高水平			
城镇户口	131	42	24.3		
农村户口	259	68	20.8		
贫困户				6.347	0.012
是	91	14	13.3		
否	299	96	24.3		
医疗保险				0.066	0.798
参加	344	98	22.2		
未参加	46	12	20.7		
上网与否				11.690	0.001
上网	89	43	32.6		
不上网	301	67	18.2		
地点				3.805	0.580
单县	63	21	25.0		
曹县	64	20	23.8		
寿光	79	18	18.6		
奎文	64	24	27.3		
槐荫	56	12	17.6		
历下	64	15	19.0		

二、文化水平与情绪管理水平

在情绪管理维度上，大专及以上文化水平的肺结核患者自我管理水平相对较高，高水平者所占的比例为73.5%，其次为高中文化水平的肺结核患者，而初中及以下文化水平的肺结核患者自我管理水平则最低，高水平者仅占10.7%。检验结果显示，文化水平不同的肺结核患者情绪管理水平也不同，差异有统计学意义（$\chi^2=70.823$，$P=0.000$）。总体趋势为文化水平越高的肺结核患者情绪管理水平也越高。详见表12.1。

三、年龄与情绪管理水平

在情绪管理维度上，35岁以下的肺结核患者自我管理水平相对较高，高水平者所占的比例为 42.6%，其次为 35～49 岁的肺结核患者，而 65 岁及以上的肺结核患者的自我管理水平最低，高水平者仅占 12.0%。检验结果显示，不同年龄组的肺结核患者情绪管理水平不同，差异有统计学意义（$\chi^2=21.287$，$P=0.000$）。详见表 12.1。

四、婚姻状况与情绪管理水平

在情绪管理维度上，未婚、已婚和离异/丧偶的肺结核患者自我管理水平相近，高水平者所占的比例分别为 26.1%、20.1% 和 25.0%。检验结果显示，婚姻状况不同的肺结核患者，在情绪管理维度的自我管理水平并无统计学差异（$\chi^2=2.200$，$P=0.338$）。详见表 12.1。

五、收入水平与情绪管理水平

在情绪管理维度上，年收入在 15000 元以下的肺结核患者自我管理水平最高，高水平者所占的比例为 24.0%，其次为年收入 15000～29999 元的患者，而年收入 30000 元及以上的肺结核患者自我管理水平最低，高水平率为 21.2%。检验结果显示，收入水平不同的肺结核患者情绪管理水平并无统计学差异（$\chi^2=0.319$，$P=0.872$）。详见表 12.1。

六、健康教育与情绪管理水平

在情绪管理维度上，接受过健康教育的肺结核患者自我管理水平相对较高，高水平者所占的比例为 43.7%，而未接受过健康教育的肺结核患者自我管理水平较低，高水平者所占的比例仅为 12.6%。检验结果显示，接受与未接受过健康教育的肺结核患者，在情绪管理维度的自我管理水平不同，前者高于后者，差异有统计学意义（$\chi^2=59.411$，$P=0.000$）。详见表 12.1。

七、督导与情绪管理水平

在情绪管理维度上，有人督导的肺结核患者的自我管理水平较高，高水平者所占的比例为 28.5%，而无人督导的肺结核患者自我管理水平较低，高水平者仅占 8.6%。检验结果显示，有人督导与无人督导的肺结核患者，在情绪管理维度的自我管理水平不同，前者高于后者，差异有统计学意义（$\chi^2=28.706$，$P=0.000$）。详见表 12.1。

八、治疗类型与情绪管理水平

在情绪管理维度上，初治与复治的肺结核患者，自我管理水平较高者所占的比例分别为 21.9% 和 22.2%。检验结果显示，治疗类型不同的肺结核患者，在情绪管理维度的自我管理水平并无统计学差异($\chi^2=0.007$,$P=0.934$)。详见表 12.1。

九、并发症与情绪管理水平

在情绪管理维度上,有、无并发症的肺结核患者,自我管理水平较高者所占的比例分别为 20.0%和 22.5%。检验结果显示,二者的情绪管理水平并无统计学差异($\chi^2=0.296$,$P=0.586$)。详见表 12.1。

十、户口类型与情绪管理水平

在情绪管理维度上,城镇户口与农村户口的肺结核患者,自我管理水平较高者所占的比例分别为 24.3%和 20.8%。检验结果显示,户口类型不同的肺结核患者,情绪管理水平并无统计学差异($\chi^2=0.800$,$P=0.371$)。详见表 12.1。

十一、贫困户与情绪管理水平

在情绪管理维度上,贫困户与非贫困户的肺结核患者,自我管理水平较高者所占的比例分别为 13.3%和 24.3%。检验结果显示,二者的情绪管理水平不同,后者高于前者,差异有统计学意义($\chi^2=6.347$,$P=0.012$)。详见表 12.1。

十二、医疗保险与情绪管理水平

在情绪管理维度上,参加与未参加医疗保险的肺结核患者,自我管理水平较高者所占的比例分别为 22.2%和 20.7%。检验结果显示差异无统计学意义($\chi^2=0.066$,$P=0.798$)。详见表 12.1。

十三、上网与情绪管理水平

在情绪管理维度上,上网的肺结核患者自我管理水平相对较高,高水平者所占的比例为 32.6%,而不上网的肺结核患者自我管理水平较低,高水平者所占的比例仅为 18.2%。检验结果显示,上网与不上网的肺结核患者,情绪管理水平不同,前者高于后者,差异有统计学意义($\chi^2=11.690$,$P=0.001$)。详见表 12.1。

十四、居住地与情绪管理水平

在情绪管理维度上,奎文区的肺结核患者自我管理水平最高,而槐荫区的肺结核患者最低,经检验,居住地不同的肺结核患者,情绪管理水平并无统计学差异($\chi^2=3.805, P=0.580$)。详见表 12.1。

综上所述,单因素分析初步确定了与肺结核患者情绪管理水平相关的因素,分别为性别、文化水平、年龄、健康教育、督导、贫困户及上网与否。

第二节 多因素分析结果

一、回归模型的构建

以肺结核患者情绪管理水平的高低为因变量,以单因素分析中有统计学意义的 7 个因素为自变量,建立二分类 logistic 回归模型,详见表 12.2。

表 12.2 情绪管理水平影响因素的 logistic 回归模型变量

项目	编码
因变量(情绪管理水平)	0=低水平;2=高水平
性别	1=男性;2=女性
文化水平	1=初中及以下;2=高中;3=大专及以上
年龄	1=35 岁以下;2=35～49 岁;3=50～64 岁;4=65 岁及以上
健康教育	1=接受;2=未接受
督导	1=有人督导;2=无人督导
贫困户	1=贫困户;2=非贫困户
上网与否	1=上网;2=不上网

二、回归结果分析

回归结果显示,与肺结核患者情绪管理水平相关的因素有 4 个,分别为文化水平、健康教育、督导和上网,详见表 12.3。

表 12.3 肺结核患者情绪管理水平多因素分析

项目	B	S. E.	Wald	Sig.	OR	95%CI	
						下限	上限
男性	0.381	0.302	1.593	0.207	1.464	0.810	2.647
文化水平			20.575	0.000			
初中及以下	−2.575	0.568	20.560	0.000	0.076	0.025	0.232
高中	−1.903	0.510	13.935	0.000	0.149	0.055	0.405

续表

项目	B	S. E.	Wald	Sig.	OR	95%CI	
						下限	上限
年龄			3.602	0.308			
18～34 岁	0.752	0.493	2.329	0.127	2.121	0.808	5.571
35～49 岁	0.746	0.461	2.620	0.106	2.109	0.854	5.205
50～64 岁	0.807	0.439	3.368	0.066	2.240	0.947	5.301
健康教育	0.916	0.288	10.154	0.001	2.500	1.423	4.392
督导	0.714	0.344	4.308	0.038	2.042	1.041	4.007
贫困户	−0.390	0.353	1.226	0.268	0.677	0.339	1.351
上网	0.575	0.265	4.689	0.030	1.776	1.056	2.988
常数	−1.189	0.674	3.116	0.078	0.305		

(一)文化水平与情绪管理水平

不同文化程度的肺结核患者的情绪管理水平存在差异,其中初中及初中以下和高中文化水平的肺结核患者情绪管理水平的 OR 值分别为 0.076 和 0.149。检验结果显示文化程度越高的肺结核患者的情绪管理水平越高。

(二)健康教育与情绪管理水平

与对照组即未接受过健康教育的肺结核患者相比,接受过健康教育的肺结核患者情绪管理水平相对较高,差异有统计学意义(OR=2.500,P=0.001)。

(三)督导与情绪管理水平

与对照组即未接受过督导的肺结核患者相比,接受过督导的肺结核患者情绪管理水平相对较高,差异有统计学意义(OR=2.042,P=0.038)。

(四)上网与情绪管理水平

与对照组即不上网的肺结核患者相比,上网的肺结核患者的情绪管理水平相对较高,差异有统计学意义(OR=1.776,P=0.030)。

第十三章　自我管理路径分析

第一节　相关性分析

一、自我管理行为与生活质量的相关性

一般认为相关系数小于 0.40 为低度相关，在 0.40～0.70 之间为中度相关，大于 0.70 为高度相关。肺结核患者自我管理行为各维度得分与生活质量量表总得分的相关系数在 0.388～0.496 之间，为低、中度相关；量表总分与生活质量总分的相关系数为 0.544，为中度相关，均具统计学意义（$P<0.05$），具体见表 13.1。

表 13.1　　肺结核患者自我管理行为得分与生活质量得分的相关分析

项 目	日常生活能力	社会活动情况	抑郁心理症状	焦虑心理症状	生活质量
症状管理	0.692	0.447	−0.347	−0.378	0.388
疾病知识管理	0.386	0.377	−0.416	−0.451	0.496
不良嗜好管理	0.421	0.419	−0.436	−0.368	0.402
依从性管理	0.376	0.527	−0.385	−0.563	0.422
日常生活管理	0.718	0.366	−0.448	−0.498	0.473
情绪管理	0.240	0.235	−0.612	−0.676	0.461
自我管理行为	0.456	0.348	−0.468	−0.501	0.544

二、自我管理行为与社会支持的相关性

肺结核患者自我管理行为量表各维度得分与社会支持量表总分的相关系数在 0.263～0.432 之间，为低度相关，但量表总分与社会支持量表总分的相关

系数为 0.667，属于中度相关，经检验，均具有统计学意义（$P<0.05$），详见表 13.2。

表 13.2　自我管理行为量表各维度得分与社会支持及抑郁的相关分析

项目	社会支持	抑郁心理
症状管理维度	0.397	−0.345
信息管理维度	0.378	−0.284
依从性管理维度	0.371	−0.462
隔离管理维度	0.289	−0.301
日常生活管理维度	0.263	−0.336
情绪管理维度	0.411	−0.598
自我管理行为量表总分	0.667	−0.691

三、自我管理行为与抑郁的相关性

自我管理行为量表各维度得分与抑郁自评量表得分的相关系数为 0.284～0.667，为中、低度相关，但量表总分与抑郁自评量表得分的相关系数为 0.691，为中度相关，经检验，均具有统计学意义（$P<0.05$）。

第二节　自我管理路径分析

一、路径分析模型的构建

众多研究表明，自我管理行为可以改善患者的生活质量，而抑郁、社会支持与自我管理密切相关。为进一步研究变量间的因果关系，采用路径分析法，研究这 4 个变量间的因果关系及影响情况。采用本研究制定的肺结核患者自我管理行为量表以及肺结核患者生活质量调查表、抑郁自评量表、社会支持量表对 500 名肺结核患者进行调查，并以此数据进行路径分析，先从饱和模型逐步调整修正，最后得到拟合程度高的修正模型，详见图 13.1。

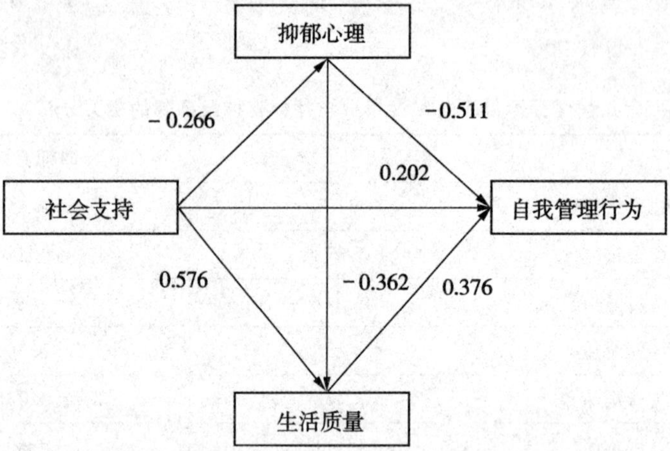

图 13.1　生活质量、抑郁心理、社会支持与自我管理的路径分析

路径分析结果显示，生活质量对自我管理行为有直接影响（β=0.376），表明生活质量越高，自我管理行为水平越高。

抑郁心理对自我管理行为的影响通过两种方式进行，一是通过生活质量以间接方式进行（β=－0.362），二是对自我管理行为直接造成影响（β=－0.511）。

社会支持对自我管理行为的影响通过3种方式进行，一是通过生活质量以间接方式进行（β=0.576），二是通过抑郁心理以间接方式进行（β=－0.266），三是对自我管理行为直接造成影响（β=0.202）。可见生活质量作为中间变量能调节抑郁与自我管理行为及社会支持与自我管理行为的关系。图中所示所有路径系数均有统计学意义（$P<0.05$）。

二、路径分析模型的检验

整体拟合模型χ^2=0.126，$P>0.01$，表明本研究假设模型的协方差矩阵与实证资料的协方差矩阵之间没有显著差异，因此说明假设模型与实证数据拟合非常良好，可以接受。χ^2/df 值小于5，显示此模型可以接受；RMSEA=0.021，小于0.05，显示本假设模型非常良好；GFI 值为0.925，大于接受值0.9，显示模型可以接受；AGFI=0.931，大于接受值0.90，显示模型可以接受。从相对指数来看，NFI=0.945，高于接受值0.90，显示模型可以接受；CFI、IFI 值分别为0.921和0.925，远大于接受值0.9，显示模型拟合非常良好。各项拟合指标都显示拟合良好，说明整个模型拟合良好。详见表13.3。

表 13.3 结构方程模型拟合情况评价

检验统计量	适配标准	样本值
绝对拟合指数		
χ^2/df	2.0～5.0	3.213
GFI	>0.90	0.925
AGFI	>0.90	0.931
RMR	<0.05	0.036
RMSEA	<0.08	0.021
相对拟合指数		
NFI	>0.90	0.945
IFI	>0.90	0.925
CFI	>0.90	0.921

第三篇

肺结核患者自我管理行为干预效果评价及影响因素分析

第十四章　概　述

本研究在前期已经对肺结核患者自我管理行为水平进行了测评，研究结果显示，目前居家治疗肺结核自我管理行为的水平较低，对干预的需求较高。因此，肺结核患者自我管理亟待干预。

第一节　研究目的及意义

本研究以经典的行为干预理论为指导，通过采取健康教育、群组干预管理及督导管理相结合的综合干预措施，对干预的效果进行评价，并提出针对性的政策建议和措施。具体目标为：

(1)采取综合干预措施，对肺结核患者自我管理进行干预。

(2)对自我管理干预的效果进行评价。

(3)根据理论分析和实证研究的结果，提出有针对性的政策建议。

第二节　国内外相关研究进展

一、行为干预理论的应用

行为干预作为目前改变健康高危行为的有效措施已日益受到广泛关注，有研究表明，以科学的理论为指导的目标行为干预成功率更高。目前相关理论包括 KAP 理论、健康行为改变理论、计划行为理论、自我效能理论以及 IMB 模型(信息-动机-行为技巧模型)理论等，现对各理论在行为干预中的应用进行综述。

(一)以 KAP 理论为指导的行为干预

何夏婷编制了高校学生乙肝知识-态度-行为问卷，并构建了三者之间的结构方程模型，从而对预防和控制乙肝行为改变的路径进行了分析。夏文构建了小学生水域安全教育 KAP 模型，通过对 2554 名小学生的问卷调查，构建了知识、态度以及行为三者的关系，结果发现态度是小学生水域安全知识和高危行为之间的中间变量。周榕榕等人构建了学生结核病防治 KAP 结构方程模型，分析了模型各因素间的作用机制，并比较不同学生组别间的模型差别。

（二）以健康行为改变理论为指导的行为干预

王燕等人利用健康信念模式构建的问卷，对武汉市建筑工人艾滋病相关知识、健康信念、行为的情况进行调查，用结构方程模型对三者之间的关系进行拟合和分析。张胜林开展了类似的研究，分析了社会人口特征、易感性认知、严重性认知、行为效益认知、行为障碍认知对行为的影响。

（三）以计划行为理论为指导的行为干预

马婕等人借助计划行为理论的框架，利用自编问卷，使用结构方程模型建立了居民社区医院就医意愿的模型，从而确定了制约居民选择社区医院就医的主要因素。王亮等人利用计划行为理论为指导，对女性性工作者安全套使用行为的主要影响因素进行分析，结构方程模型的拟合结果显示，行为态度是影响女性性工作者安全套使用意向的关键因素，而知觉行为控制是安全套使用行为的关键因素。万莹运用计划行为理论分析了高血压患者遵医服药行为的影响因素，路径分析结果显示，知觉行为控制对遵医服药行为的效应最大，行为态度和主观规范通过行为意向对遵医服药行为产生间接效应。邹阿罗等人以计划行为理论为指导，从老年人的用药态度、主观规范和知觉行为控制 3 个维度，构建居家治疗的老年人不合理用药行为影响因素理论模型，并采用结构方程模型验证理论假设。刘海滨等人以计划行为理论为指导，建立了基于结构方程模型的不安全行为意向与不安全行为的关系模型。陈占锋等人以计划行为理论为指导，建立了居民参与电子废弃物回收行为影响因素的结构方程模型。

（四）以自我效能理论为指导的行为干预

魏洁分析了农村糖尿病患者疾病知识、自我效能感与自我管理行为之间的相关性，并在此基础上构建了三者的结构方程模型。郑卫军等人也开展了类似的研究，但结果稍有不同。王君俏、贾芸等人对糖尿病患者自我效能与管理行为的关系进行了研究，发现二者具有较高的相关性；陆璐则构建了自我效能与管理行为的线性回归模型；徐茵通过构建结构方程模型对糖尿病患者自我管理行为的影响因素进行探讨；史其芳和朱莉珍对糖尿病以及其他慢性病患者开展了基于自我效能为核心的自我行为管理干预，取得了良好的效果。

焦艳会对社区原发性高血压患者进行服药自我效能的干预，结果发现，干预前后患者血压有了显著性的变化。王娟等人对癫痫患者自我效能与生活质量的关系进行了论述，并探讨了将自我效能干预应用于癫痫治疗的可能性。赵晓霜等人探讨了社区 2 型糖尿病患者健康素养和自我效能对健康状况的影响，采取问卷调查和实验室检查的方法收集相关数据，并建立了三者之间的结构方程模型，对其路径效应进行了分析。郭婷探讨了社区老年慢性疼痛患者社会支持、自我效能与生活质量的关系，并建立了三者之间的结构方程模型，对其路径效应进行了分析。翟颖莉等人将延吉市78名社区的老年高血压患者随机分为对照组和干预组，前者40名，接受常规管理，后者38名，接受自我效能干预，3个月后，干预组的患者健康状况有了明显的提高，且与对照组相比差异有统计学意义。

（五）以IMB模型为指导的行为干预

张华利用信息-动机-行为技巧模型，对女性性工作者艾滋病高危行为进行了研究，对三者与艾滋病预防行为之间的路径关系进行了分析，并分别确定了预防行为、健康行为和安全套使用的主要影响因素。杨一偲等人对农民工对艾滋病的认知水平、采取预防行为的动机、行为技巧以及性行为等方面进行了调查，并构建了四者之间的结构方程模型，确定了影响农民工艾滋病预防行为的关键因素。胡浩、刘志浩等人也进行了类似的研究。

林田等人将80例2型糖尿病患者随机分为干预组和对照组，对照组接受常规的知识讲座，而干预组接受为期半年的以IMB理论模型为指导的干预措施，结果显示，干预组在糖尿病知识、饮食运动行为和血糖控制指标等方面，均显著优于对照组，差异有统计学意义。

王瑾等人利用信息-动机-行为技巧模型，对女性流动人口生殖健康进行干预，通过比较干预前后生殖健康信息得分情况，对干预效果进行评估，结果显示该模型干预效果明显，提高了女性流动人口的生殖健康信息水平和行为技巧，同时减少了高危行为的动机。王英等人通过对外来务工体检中心的944名未婚女性进行调查，检验了IMB生殖健康量表，分析结果显示，该量表具有较高的信度和效度，可以在更大范围推广开来。

唐万琴将IMB模型应用于苏北农村初中生结核病预防行为干预中，结果显示预防动机对预防行为的影响最大，其次为行为技巧。徐桂花和赵媛分别将IMB模型应用于对结肠造口患者以及老年全髋关节置换手术的患者治疗中。

二、行为干预的效果评价

李欢龙等人尝试构建由政府、专业机构以及志愿者三结合的艾滋病高危行为干预模式，并将其应用于实践中，对其实施效果进行评价。彭佳林构建了艾滋病健康教育与行为干预效果评价指标体系，并进行了实证检验，对样本地区艾滋病健康教育与行为干预效果进行了评价，并尝试构建行为干预的模式。黄建华采用综合干预的方法，对宁波市部分暗娼进行艾滋病高危行为干预，并对干预的效果进行了评价，结果显示，综合干预方法使得样本人群在干预前后，对艾滋病防治知识的知晓率、对艾滋病的态度以及安全套的使用率均有了显著的提高，说明干预效果良好。胡志等人尝试应用经济学的原理，应用成本-效用分析方法评价艾滋病行为干预的效果。陈子慧、戚桂平、李衡等人也对艾滋病防治的干预效果进行了类似的研究。

陈忠伟等人对社区高血压患者实施综合干预措施，并对干预的效果进行评价，评价结果显示，患者的随访率、管理率及控制率均显著提高。陈史蓉等人将34名高血压患者随机分为干预组和对照组，前者给予相应的培训和干预，后者不采取任何措施，结果显示，干预前后干预组患者自我管理行为有了显著的改善，与对照组相比，差异有统计学意义，说明干预效果良好。钱雪冰等人将海安县和如东县分别作为干预组和对照组，前者应用社区干预、行为干预、心理干预等方法对恶性肿瘤患者进行健康教育干预，后者不采取任何干预措施，干预前后干预组的相关知识知晓率、信念态度正确率、健康行为形成率均有了显著的提高。刘跃等人对中学生进行结核病健康教育，并对健康教育干预的效果进行评价。汪海光等人对唐山市社区居民对高血脂相关知识的认知以及行为生活方式情况进行问卷调查，从而对干预的效果进行评价，评价结果显示，居民关于高血脂的知识、态度行为均有了显著的改善。

石长胜对农村居民进行健康教育和行为干预，并对其进行效果评价，评价结果显示，干预前后居民健康知识知晓率和健康行为形成率均有了显著的改善，说明健康教育和行为干预的效果良好。张建华等人对武汉市600名建筑行业农民进行健康教育，健康教育干预前后健康相关知识认知及健康行为水平均有了显著的提高。陈叶纪等人采用综合控烟教育措施，对18个行政村3万名农民进行控烟干预，6个月后居民的吸烟率显著降低，戒烟率显著升高。

三、行为干预模式研究

Weber选择了17名2型糖尿病患者，将其随机分为干预组和对照组，其中干预组8人，对照组9人，由精神科的护士对患者进行为期16周的健康教育、角色扮演等干预。Clancy选择了120名2型糖尿病患者，将其随机分为干预组和对照组，其中干预组59人，对照组61人，由内科医护人员进行为期半年的健康教育、咨询和个体诊疗等干预。Trento、Sadur等人也对糖尿病患者采取了类似的群组干预措施。

Blumenfeld选择了479名头痛的患者，由精神科医生、自我管理师对患者进行为期8个月的健康教育、技能培养和情感激发等干预。Maizels则选择了264名头痛的患者，由护士对患者进行为期8个月的健康教育和个体诊疗等干预。

Scott和Miller分别选择了294名和28名慢性病患者，由内科医生、护士对患者进行为期12个月的健康教育、讨论咨询和个体诊疗等干预。Masley选择了97名冠心病患者，由护士进行为期12个月共计14次的健康教育和个体诊疗。Mortberg 选择了 26 名社交恐惧症的患者，由心理医生采取 3 次强化干预，干预形式主要为心理教育、认知重建和家庭联系等。Linton 选择了 175 名颈部及后背痛的患者，将其随机分为干预组和对照组，其中干预组 84 人，对照组 91 人，由临床医生对患者进行为期 12 个月的健康教育、技能培养、放松训练和调节情绪的干预。Hosaka 选择了 34 名乳腺癌患者，由心理医生和护士采取为期 5 周的健康教育、放松训练和心理支持。

Coleman 对卫生服务利用率高的老年人进行群组干预，干预执行者为药师、护士以及内科医生，干预方式为个别指导、自我管理和健康评估，为期 2 年。Beck 也对卫生服务利用率高的老年人进行群组干预，干预执行者为护士以及内科医生，干预方式为健康教育、咨询讨论和个体诊疗。

吴克明等人将 400 例高血压患者随机分为对照组和干预组，每组 200 例，前者接受常规的管理，而后者则接受社区卫生服务机构提供的群组干预，6 个月后，发现干预组的自我效能和健康状况的变化值明显优于对照组，并且收缩压和舒张压的下降幅度也明显高于对照组，说明社区群组干预模式优于常规的管理模式。朱兰等人则采用 SF-36 量表测量方法，比较了干预组和对照组生命质量的变化，结果显示，除生理机能和躯体疼痛外，SF-36 量表其他各维度的变化值干预组均显著高于对照组。

赵学军等人将 1204 例高血压患者随机分为对照组和干预组，其中干预组 600 例，接受群组干预，对照组 604 例，接受常规管理，6 个月后发现，干预组患者在干预前后，对服药、体育锻炼、饮食和情绪调理的依从性有显著性差异，而对照组的差异无统计学意义。说明在提高高血压患者治疗依从性方面，群组干预优于普通的管理模式。周艳红、陈玲和余东远也进行了类似的研究。

陈沛根对 140 名高血压患者进行群组干预，结果显示，干预后患者的满意度、依从性以及对疾病的认知水平大大提高，但由于试验没有设立对照组，所以导致研究结果的可信性不强。

高俊岭首先分析了社区高血压群组干预的可行性，在此基础上构建了群组干预的模式，并将其应用于实践，然后对干预的效果进行评价，并确定了影响干预效果的主要因素，以及群组干预效果产生的路径。

黄俊对糖尿病患者群组干预的效果进行了定性评价，而成建萍则进行了定量评价，陈能栋、唐倩如等人也进行了类似的研究。姜杨对 53 例住院的精神障碍患者进行为期 4 周的群组干预，结果发现，患者的社会功能、日常生活能力有显著性的改善。

包昌琳等人比较了电话督导与常规督导对涂阳肺结核患者干预效果的影响，结果显示，电话督导的患者的治愈率和规律用药率高于常规督导的患者，说明电话督导的方式有助于提高肺结核患者的治疗效果和服药依从性，同时他还比较了其他督导方式应用于全程督导化疗的可行性。杨华林也以湖南省农村肺结核患者为对象,进行了类似的研究,朱伟也评价了溧阳市农村地区不同督导方式下肺结核患者治疗管理效果。

李俊民等人对肺结核患者及其家人进行健康教育,以家庭成员对患者进行督导,以弥补 DOTS 督导的不足,并探讨了这种家庭干预模式在肺结核患者防治中的应用,结果显示,这种家庭干预模式能够显著提高肺结核患者的临床治愈率。张建明等人则探讨了医生及家属联合督导应用于全程督导化疗的可行性,以提高肺结核患者治疗的依从性。惠亚茹分析了督导管理对居家治疗传染性肺结核病人痰液处理的影响。

四、肺结核患者自我管理干预研究

陈荣娇等人采用等组实验法将住院的 126 名肺结核患者随机分为对照组和试验组,前者进行常规护理和化疗期指导,后者则给予自我效能训练。干预 3 个月后,试验组患者焦虑和抑郁程度显著低于对照组患者,而生存质量则显著高于对照组患者。说明,自我效能训练有利于改善肺结核患者的心理状况及生存质量。

邹喜荣等人选择了 60 名军队肺结核患者,对其进行自我管理教育,并对干预前后患者的疾病知识水平及症状水平进行测评,结果显示,自我管理教育不仅可以提高肺结核患者对疾病知识的知晓水平,而且还可以促进患者躯体及心理的康复。

徐秋红等人对 256 名门诊肺结核患者进行自我管理教育,在干预 1 个月及 3 个月后,肺结核患者对疾病相关知识的认知及自我护理能力均有显著性的改善。说明自我管理教育能提高肺结核患者的自我护理能力。

陈海菊等人采用随机对照试验的方法,将 118 名复治肺结核患者分为试验组 60 例和对照组 58 例,二者均采取常规教育的方式,而试验组同时又实施了自我管理教育。在干预 3 个月后,试验组在自我管理能力及依从性两方面均显著高于对照组。

郑国琴等人将 79 名肺结核合并糖尿病患者随机分为试验组 39 例和对照组 40 例,前者实施院外跟踪护理,而后者则实施常规护理。干预 3 个月后,试验组在自护行为、自我效能及症状缓解程度等方面,均显著优于对照组,而焦虑及抑郁程度均显著低于对照组。说明,院外跟踪护理能促进患者自护意识的形成,并提高了其自我管理水平,从而提高了患者的治疗效果。李惠华等人也进行了类似的研究,研究结论基本一致。

邹喜荣等人选择 115 例住院治疗的肺结核患者为受试对象,将其分为对照组 57 例和试验组 58 例,前者实施常规护理,后者实施协同家属护理管理。评价结果显示,干预后试验组在健康生活方式、自我效能及生存质量等方面,均显著高于干预前及对照组。说明协同家属护理管理能有效改善肺结核患者的自我管理能力，并提高了治疗效果及生存质量。

邹喜荣等人选择120名刚出院的肺结核患者为受试对象，在常规出院指导的基础上，采用随访等方式进行延续护理干预，在干预6个月后，患者在症状管理、饮食管理以及心理和社会适应等方面均有了显著的改善。说明，延续护理干预能显著提高肺结核患者的自我管理水平。吴细英等人也进行了类似的研究，研究结论基本一致。

邹喜荣等人以行为转变干预理论为指导，对62例肺结核患者进行针对性的护理干预，结果显示，肺结核患者自我管理行为向行动期和维持期转变，患者自我管理行为及自我效能水平均有显著性提高。说明行为转变干预模式可以应用于对肺结核患者自我管理的干预中，且应用效果较好。

刘亚莉等人选择200例初治肺结核患者作为受试对象，分为对照组100例和试验组100例，前者由家属实施“全程管理”，而后者则由县结防医生进行全程管理。分析结果显示，以县结防医生为管理者的干预模式效果更佳。

李春梅等人分别选择50例肺结核患者作为对照组和试验组，前者实施常规健康教育，后者则实施系统健康教育临床路径。在干预一段时间后，肺结核患者无论是自我管理总体水平，还是其包含的各个维度均有了显著的提高。而且生存质量及身心健康水平也均得到了显著的改善。

施妙春等人应用授权教育模式对67例肺结核患者进行饮食营养干预，并对干预效果进行评价，评价结果显示，患者自我管理能力、效能以及生存质量均有了显著的提高。说明，授权教育模式在对肺结核患者自我管理的干预中有效。林素梅则研究了授权理论在预防肺结核耐药中自我管理及遵医行为的影响。

刘小泉等人将100例治疗出院的肺结核患者随机分为试验组和对照组，前者进行社区护理干预，后者则仅进行常规出院指导，在干预实施6个月后，试验组患者自我管理能力及治疗效果均显著优于对照组患者。

张彩云将134例肺结核患者随机分为对照组和试验组，前者实施常规护理措施，后者在此基础上进行自我护理管理意识的强化。干预一段时间后，试验组患者的自我管理行为得到明显的改善，症状也有显著的缓解。

董燕从疾病传染性、服药意识、情绪控制及行为生活方式4个方面，对肺结核患者的自我管理能力进行评价，并确定了影响自我管理能力的主要因素。

庄荣珍等人选择60例肺结核合并2型糖尿病患者，随机分为对照组和试验组，前者进行常规护理及健康教育，而后者除此以外还要进行全程自我管理干预。干预实施6个月后，试验组患者的自我管理能力及康复效果均显著高于对照组患者。

邱彩英等人选择180例农民工肺结核患者作为受试对象，将其随机分为对照组和试验组，前者进行常规出院随访，而后者在随访的基础上进行出院后指导。在干预3个月后，试验组患者在饮食管理、依从性、自我监测等方面，均显著优于对照组患者。说明，出院后健康指导能提高农民工肺结核患者的自我管理能力。

张兴菊等人认为，不住院的肺结核患者应从规律用药、加强营养、注意休息及注意隔离4方面加强自我管理。

彭超等人选择70例肺结核合并糖尿病患者作为受试对象，将其随机分为对照组和试验组，前者进行常规护理，后者采取病人参与型护理模式，并对干预的效果进行评价。评价结果显示，病人参与型护理模式可显著降低患者的负面情绪，提高其对疾病知识的知晓水平以及自我效能水平。

第三节　研究内容与框架

一、研究内容

(1)干预模式选择及实施。在文献复习的基础上，比较不同干预模式的优缺点，选择适宜的干预模式，并将其进行具体实施。

(2)自我管理行为干预的效果评价。在干预模式选择并实施的基础上，对干预的有效性及效果进行评价。

(3)干预效果影响因素的确定。

二、研究框架

如何判定干预措施是否有效？如何测量干预措施对肺结核患者自我管理水平的影响程度？如何根据评价结果完善目前的干预模式？详见图14.1。

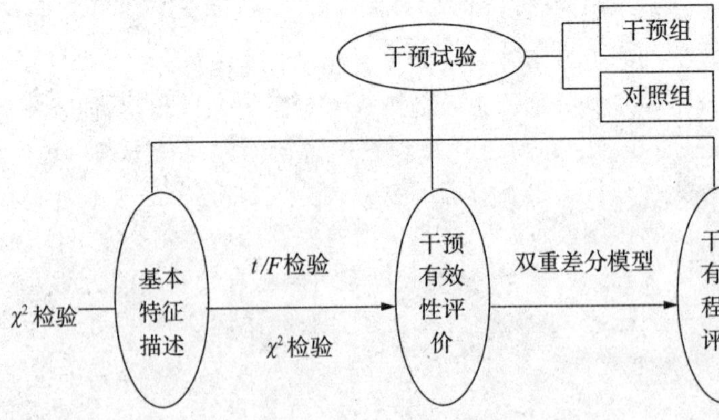

图14.1　自我管理干预效果评价的研究框架

第四节　研究方法

一、现场试验

现场试验在用来评价自我管理干预的效果时，具体步骤为：分别选择 400 名肺结核患者，作为对照组和干预组，干预组进行群组干预试验和督导，群组干预试验的内容为针对患者在自我管理行为的薄弱环节，主要采取宣传教育措施进行干预。而对照组则不采取任何干预措施。通过比较干预前干预组与对照组、干预组干预前后以及干预后干预组与对照组各关键指标，从而得出实施的自我管理干预的效果。

纳入标准：①肺结核患者的诊断均符合国家规定的相关标准；②年龄在 18 岁以上；③能正确应答且能回答问题，能独立或通过研究者帮助填写所需研究问卷；④同意参加本研究；⑤目前未接受任何有针对性的干预措施，包括督导、健康教育等。

剔除标准：①患者患有精神异常及智力障碍者；②患者本人要求终止和极度不合作者；③体质过分虚弱，不能完成问卷者；④神志不清、不合作、语言表达不清者；⑤伴神经系统疾病或严重躯体功能损害者，如四肢活动障碍影响正常生活及工作。

（一）干预方法

1. 对照组干预

遵医嘱只给予常规出院指导，出院后继续给予抗结核、护肝、支持治疗及定期复查，所有病例均未接受过相应干预措施。

2. 试验组干预

根据肺结核患者出院时建立的档案，在患者出院后第 1 周即上门随访 1 次，并发给患者本院自制的健康管理教育卡，内容包括：本科室电话、用药指导、饮食指导、消毒隔离及预防指导、休息与活动指导、复查指导等内容。在患者出院后第 2～4 周，每周进行 1 次电话跟踪随访。出院后第 2～6 个月，每月上门随访或电话跟踪随访一次。督促患者按健康管理卡上的内容去执行，嘱家属监督，并了解患者执行情况，记录并存档，以便下次电话随访或上门随访时作比较。并且要求患者在服药的同时，每月查痰一次。为了正确有效地收集痰标本，应避免唾液、漱口水或鼻涕混入痰内，并及时送检。在服药的第 3 个月和第 6 个月各进行胸片检查一次，每一个月进行一次肝、肾功能检查。

(二)干预内容

1. 用药干预

(1)对活动期患者要坚持早期、联合、适量、规律和全程督导化疗,治疗一定要持之以恒,不可随意间断或减量、减药,因不规则用药可产生耐药性而影响治疗效果。宜将药固定放置于容易看到的地方,以免漏服。如未能按时服药,应在24小时内采取补救措施及时补上,但不能一次服双倍剂量,以免影响血药浓度。

(2)每天应在相同的时间服药。因抗结核药在空腹服用时容易吸收,宜在清晨顿服。但空腹服用药不良反应重,特别是胃肠道反应,鼓励患者要坚强,若忍受不了,也可饭后服用,可减轻胃肠道反应。

(3)由于抗结核药的用药时间长,要注意药物的不良反应。抗结核药物大多对肝脏有损害,故可同时加服护肝药,并定期复查肝功能、肾功能及测听力、视力等。

(4)在服药期间,避免进食酒精及含酒精饮料、奶酪等,戒烟戒酒。

2. 饮食干预

因肺结核是一种慢性消耗性疾病,丰富的营养对疾病的恢复起很重要的作用。所以,要嘱患者加强营养,在普通饮食的基础上,再给以高热量、高维生素、高蛋白饮食,如牛奶、豆浆、蛋类、肉类、蔬菜、水果等,可提高机体免疫力,增强各脏器的功能。

3. 休息干预

在活动期,患者应注意休息。非活动期可进行适宜的户外活动如散步,可吸收新鲜空气,另外还可打太极拳等,但应避免劳累和受凉。

4. 心理干预

不良的情绪可影响疗效,大部分患者得知自己患了肺结核病时,感到紧张、恐惧和自卑,担心朋友及家人嫌弃自己,担心治疗效果和药物的不良反应。因此,要督促其家人多关心患者,细心照顾,并给予安慰和鼓励。我们医护人员也要多与患者交谈,注意倾听他们的心声,为他们排忧解难,并讲解肺结核病知识,告诉他们只要坚持按疗程服药,肺结核病的治疗效果就非常好,治愈率就高,并说明情绪对治疗效果的影响,经过心理疏导,消除患者的紧张恐惧及自卑心理,使之情绪稳定,树立战胜疾病的信心。

5. 消毒隔离及预防干预

指导患者及家属掌握肺结核患者与健康人群的消毒隔离知识,注意室内保持通风良好、空气清新、阳光充足、清洁安静,禁止随地吐痰,对痰菌阳性患者的痰、日用品及周围的东西要加以消毒和适当处理,患者用过的食具应煮沸消毒10～15分钟,被褥在烈日下暴晒4～6小时,痰盒、便器可用0.5%消毒液浸泡2

小时，最好将痰吐在纸上烧掉，出入公共场所要戴口罩，以防止结核菌传播。

二、统计与分析方法

（一）一般描述性分析

主要用来描述受试对象的基本特征以及自我管理行为的现状等，前者主要分析社会人口学特征、家庭因素以及其他一些因素等；后者主要描述受试对象的自我管理行为水平等。对于数值变量，如服从正态分布则采用均数进行描述，如不服从正态分布则采用中位数进行描述；对于分类变量，采用率或构成比进行描述。

（二）单因素及多因素分析

本研究所采取的单因素分析方法为 $X_1=\lambda X_{11}\xi_1+\delta_1$ 检验、t/F 检验和秩和检验，而多因素分析方法主要为二分类 logistic 回归分析。

（三）双重差分模型

双重差分模型在政策或项目评价领域广泛应用，其基本思路为：按照是否有政策或项目的干预，将样本天然地分为干预组和对照组，计算干预组在政策或项目实施前后某一关键指标的变化值（Y_2-Y_1），同时计算对照组同一指标的变化量（Y_4-Y_3），上述两个变化量的差值，即双重差分（Y_2-Y_1）－（Y_4-Y_3），反映了政策或项目干预的纯效应，如图 14.2 所示。本研究借助双重差分模型，对自我管理干预效果进行评价，确定干预的“纯效应”。

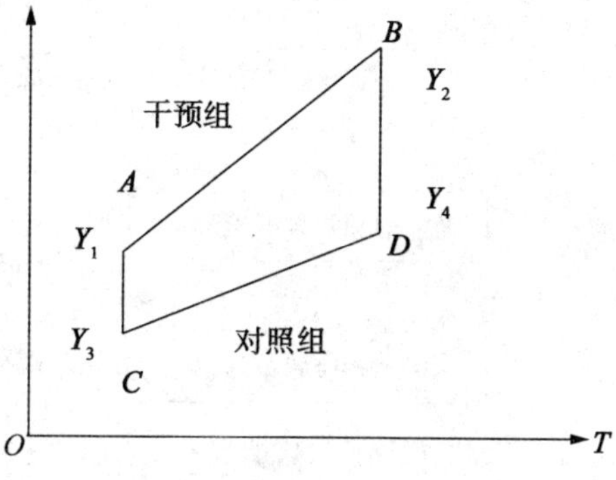

图 14.2　双重差分模型示意图

第五节　技术路线

本研究技术路线图如图 14.3 所示。

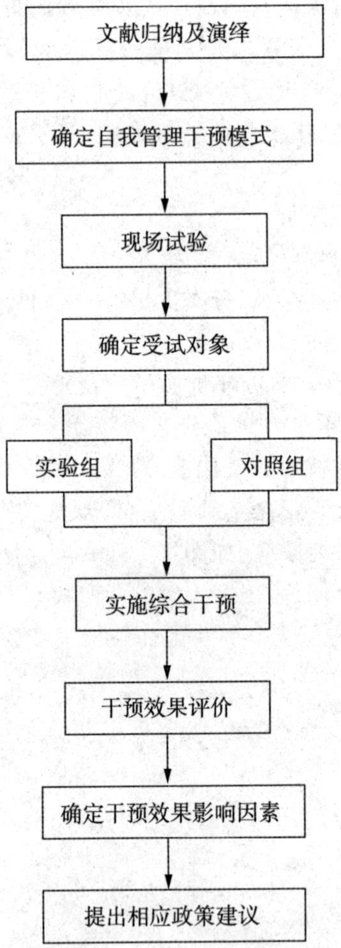

图 14.3　干预效果评价及影响因素分析的技术路线

第十五章　受试对象基本情况

第一节　受试对象基本特征

一、受试对象性别分布情况

对照组与干预组性别分布情况完全相同,男性患者所占比例均为 77.3%,差异无统计学意义(χ^2=0.000,P=1.000)。详见表 15.1。

表 15.1　　对照组与干预组患者基本特征情况

项目	对照组		干预组		χ^2值	P值
	人数	比例(%)	人数	比例(%)		
性别					0.000	1.000
男性	309	77.3	309	77.3		
女性	91	22.7	91	22.7		
文化水平					0.096	0.953
初中及以下	211	52.8	215	53.8		
高中	138	34.5	134	33.5		
大专及以上	51	12.7	51	12.7		
年龄					0.036	0.998
18～34 岁	55	13.8	55	13.8		
35～49 岁	93	23.2	93	23.2		
50～64 岁	167	41.8	169	42.2		
65 岁及以上	85	21.2	83	20.8		

续表

项目	对照组		干预组		χ^2 值	P 值
	人数	比例(%)	人数	比例(%)		
婚姻状况					0.068	0.967
未婚	90	22.5	93	23.2		
已婚	265	66.2	263	65.8		
离异/丧偶	45	11.3	44	11.0		
收入水平(元)					0.047	0.977
0～14999	105	26.2	106	26.5		
15000～29999	184	46.0	181	45.2		
30000 及以上	111	27.8	113	28.3		
健康教育					0.051	0.822
接受	132	33.0	135	33.8		
未接受	268	67.0	265	66.2		
督导与否					0.047	0.828
督导	240	60.0	243	60.8		
无人督导	160	40.0	157	39.2		
治疗类型					0.052	0.820
初治	273	68.3	270	67.5		
复治	127	31.7	130	32.5		
并发症					0.069	0.792
无	317	79.2	320	80.0		
有	83	20.8	80	20.0		
户口类型					0.050	0.823
城镇户口	135	33.8	138	34.5		
农村户口	265	66.2	262	65.5		
贫困户					0.083	0.773
是	66	16.5	63	15.8		
否	334	83.5	337	84.2		
医疗保险					0.189	0.663

续表

项目	对照组		干预组		χ^2值	P值
	人数	比例(%)	人数	比例(%)		
参加	350	87.5	354	88.5		
未参加	50	12.5	46	11.5		
上网与否					0.117	0.733
上网	90	22.5	86	21.5		
不上网	310	77.5	314	78.5		

二、受试对象文化水平分布情况

对照组与干预组患者文化水平均相对较低，初中及以下文化水平的患者所占比例分别为 52.8%和 53.8%，大专及以上文化水平的患者所占比例均为 12.7%。经检验，两组之间的文化水平分布无统计学差异($\chi^2=0.096$，$P=0.953$)。详见表 15.1。

三、受试对象年龄分布情况

对照组与干预组患者均以 50～64 岁为主，该年龄组患者所占比例分别为 41.8%和 42.2%，经检验，两组之间的年龄分布无统计学差异($\chi^2=0.036$，$P=0.998$)。详见表 15.1。

四、受试对象婚姻状况分布情况

对照组与干预组患者均以已婚者为主，所占比例分别为 66.2%和 65.8%，而离异/丧偶者所占的比例均较低，分别为 11.3%和 11.0%。经检验，两组之间的婚姻状况分布无统计学差异($\chi^2=0.068$，$P=0.967$)。详见表 15.1。

五、受试对象收入水平分布情况

对照组与干预组患者均以年收入 15000～29999 元者为主，所占比例分别为 46.0%和 45.2%，而 15000 元以下收入者所占比例分别为 26.2%和 26.5%。经检验，两组之间的收入水平分布无统计学差异($\chi^2=0.047$，$P=0.977$)。详见表 15.1。

六、受试对象健康教育情况

对照组与干预组患者均以未接受健康教育者为主，所占比例分别为 67.0%

和66.2%。经检验,两组之间患者接受健康教育情况无统计学差异($\chi^2=0.051$,$P=0.822$)。详见表15.1。

七、受试对象受督导情况

对照组与干预组患者均以有人督导者为主,所占比例分别为60.0%和60.8%。经检验,两组之间患者受督导情况无统计学差异($\chi^2=0.047$,$P=0.828$)。详见表15.1。

八、受试对象治疗类型情况

对照组与干预组患者均以初治者为主,所占比例分别为68.3%和67.5%。经检验,两组之间患者治疗类型情况无统计学差异($\chi^2=0.052$,$P=0.820$)。详见表15.1。

九、受试对象并发症情况

对照组与干预组患者均以无并发症者为主,所占比例分别为79.2%和80.0%。经检验,两组之间患者并发症情况无统计学差异($\chi^2=0.069$,$P=0.792$)。详见表15.1。

十、受试对象户口类型情况

对照组与干预组患者均以农村户口为主,所占比例分别为66.2%和65.5%。经检验,两组之间患者户口类型情况无统计学差异($\chi^2=0.050$,$P=0.823$)。详见表15.1。

十一、受试对象贫困户情况

对照组与干预组患者均以非贫困户者为主,所占比例分别为83.5%和84.2%。经检验,两组之间患者是否为贫困户情况无统计学差异($\chi^2=0.083$,$P=0.773$)。详见表15.1。

十二、受试对象参加医疗保险情况

对照组与干预组患者均以参加医疗保险者为主,所占比例分别为87.5%和88.5%。经检验,两组之间患者参加医疗保险情况无统计学差异($\chi^2=0.189$,$P=0.663$)。详见表15.1。

十三、受试对象上网情况

对照组与干预组患者平时均较少上网,上网者所占比例分别为22.5%和21.5%。经检验,两组之间患者上网情况无统计学差异($\chi^2=0.117$,$P=$

0.733)。详见表15.1。

第二节　干预前自我管理行为分析

一、症状管理维度

对照组与干预组的肺结核患者在症状管理维度的测评分数，分别为17.74±5.49和17.88±5.67，经检验，对照组与干预组的肺结核患者的症状管理水平差异无统计学意义(t=0.374，P=0.709)。说明干预措施实施前，对照组和干预组肺结核患者的症状管理水平具有可比性。而该维度各条目也均具有可比性，详见表15.2。

表15.2　　症状管理维度及其条目的比较

项目	对照组	干预组	t值	P值
症状管理A	17.74±5.49	17.88±5.67	0.374	0.709
A1	2.98±1.04	3.00±1.05	0.237	0.813
A2	3.00±1.07	3.01±1.08	0.231	0.818
A3	2.90±1.07	2.92±1.08	0.297	0.767
A4	2.92±1.02	2.95±1.03	0.379	0.705
A5	3.01±1.02	3.04±1.02	0.380	0.704
A6	2.93±1.06	2.97±1.07	0.466	0.642

(一)条目A1的比较

对照组与干预组的肺结核患者在条目A1上的测评分数分别为2.98±1.04和3.00±1.05，经检验，对照组与干预组的肺结核患者在条目A1上的差异无统计学意义(t=0.237，P=0.813)。说明干预措施实施前，对照组和干预组肺结核患者在条目A1上的水平具有可比性。

(二)条目A2的比较

对照组与干预组的肺结核患者在条目A2上的测评分数分别为3.00±1.07和3.01±1.08，经检验，对照组与干预组的肺结核患者在条目A2上的差异无统计学意义(t=0.231，P=0.818)。说明干预措施实施前，对照组和干预组肺结核患者在条目A2上的水平具有可比性。

(三)条目A3的比较

对照组与干预组的肺结核患者在条目A3上的测评分数分别为2.90±1.07和2.92±1.08，经检验，对照组与干预组的肺结核患者在条目A3上的差异无统计学意义(t=0.297,P=0.767)。说明干预措施实施前,对照组和干预组肺结核患者在条目A3上的水平具有可比性。

(四)条目A4的比较

对照组与干预组的肺结核患者在条目A4上的测评分数分别为2.92±1.02和2.95±1.03,经检验,对照组与干预组的肺结核患者在条目A4上的差异无统计学意义(t=0.379,P=0.705)。说明干预措施实施前,对照组和干预组肺结核患者在条目A4上的水平具有可比性。

(五)条目A5的比较

对照组与干预组的肺结核患者在条目A5上的测评分数分别为3.01±1.02和3.04±1.02,经检验,对照组与干预组的肺结核患者在条目A5上的差异无统计学意义(t=0.380,P=0.704)。说明干预措施实施前,对照组和干预组肺结核患者在条目A5上的水平具有可比性。

(六)条目A6的比较

对照组与干预组的肺结核患者在条目A6上的测评分数分别为2.93±1.06和2.97±1.07,经检验,对照组与干预组的肺结核患者在条目A6上的差异无统计学意义(t=0.466,P=0.642)。说明干预措施实施前,对照组和干预组肺结核患者在条目A6上的水平具有可比性。

二、信息管理维度

对照组与干预组的肺结核患者在信息管理维度的测评分数,分别为8.61±1.42和8.65±1.92,经检验,对照组与干预组的肺结核患者的信息管理水平差异无统计学意义(t=0.406,P=0.685)。说明干预措施实施前,对照组和干预组肺结核患者的信息管理水平具有可比性。而该维度各条目也均具有可比性,详见表15.3。

表15.3　信息管理维度及其条目的比较

项目	对照组	干预组	t值	P值
信息管理B	8.61±1.42	8.65±1.92	0.406	0.685
B1	2.91±1.04	2.90±1.07	0.000	1.000
B2	2.93±1.04	2.93±1.07	0.067	0.946
B3	2.83±1.02	2.83±1.03	0.103	0.918

(一)条目B1的比较

对照组与干预组的肺结核患者在条目B1上的测评分数分别为2.91±1.04和2.90±1.07,经检验,对照组与干预组的肺结核患者在条目B1上的差异无统计计学意义(t=0.000,P=1.000)。说明干预措施实施前,对照组和干预组肺结核患者在条目B1上的水平具有可比性。

(二)条目B2的比较

对照组与干预组的肺结核患者在条目B2上的测评分数分别为2.93±1.04和2.93±1.07,经检验,对照组与干预组的肺结核患者在条目B2上的差异无统计学意义(t=0.067,P=0.946)。说明干预措施实施前,对照组和干预组肺结核患者在条目B2上的水平具有可比性。

(三)条目B3的比较

对照组与干预组的肺结核患者在条目B3上的测评分数分别为2.83±1.02和2.83±1.03,经检验,对照组与干预组的肺结核患者在条目B3上的差异无统计学意义(t=0.103,P=0.918)。说明干预措施实施前,对照组和干预组肺结核患者在条目B3上的水平具有可比性。

三、依从性管理维度

对照组与干预组的肺结核患者在依从性管理维度的测评分数,分别为22.99±3.53和23.29±4.05,经检验,对照组与干预组的肺结核患者的依从性管理水平差异无统计学意义(t=1.090,P=0.276)。说明干预措施实施前,对照组和干预组肺结核患者的依从性管理水平具有可比性。而该维度各条目也均具有可比性,详见表15.4。

表15.4　　依从性管理维度及其条目的比较

项目	对照组	干预组	t值	P值
依从性管理C	22.99±3.53	23.29±4.05	1.090	0.276
C1	2.83±1.01	2.85±1.01	0.314	0.753
C2	2.82±1.00	2.84±1.02	0.350	0.727
C3	2.86±1.01	2.90±1.03	0.520	0.603
C4	2.85±1.03	2.87±1.07	0.370	0.712
C5	2.96±1.00	3.00±1.02	0.490	0.625
C6	2.92±1.02	2.96±1.07	0.575	0.566
C7	2.96±0.99	2.99±1.02	0.457	0.648
C8	2.81±0.97	2.88±1.01	1.003	0.316

(一)条目C1的比较

对照组与干预组的肺结核患者在条目C1上的测评分数分别为2.83±1.01

和2.85±1.01，经检验，对照组与干预组的肺结核患者在条目C1上的差异无统计学意义（$t=0.314$，$P=0.753$）。说明干预措施实施前，对照组和干预组肺结核患者在条目C1上的水平具有可比性。

（二）条目C2的比较

对照组与干预组的肺结核患者在条目C2上的测评分数分别为2.82±1.00和2.84±1.02，经检验，对照组与干预组的肺结核患者在条目C2上的差异无统计学意义（$t=0.350$，$P=0.727$）。说明干预措施实施前，对照组和干预组肺结核患者在条目C2上的水平具有可比性。

（三）条目C3的比较

对照组与干预组的肺结核患者在条目C3上的测评分数分别为2.86±1.01和2.90±1.03，经检验，对照组与干预组的肺结核患者在条目C3上的差异无统计学意义（$t=0.520$，$P=0.603$）。说明干预措施实施前，对照组和干预组肺结核患者在条目C3上的水平具有可比性。

（四）条目C4的比较

对照组与干预组的肺结核患者在条目C4上的测评分数分别为2.85±1.03和2.87±1.07，经检验，对照组与干预组的肺结核患者在条目C4上的差异无统计学意义（$t=0.370$，$P=0.712$）。说明干预措施实施前，对照组和干预组肺结核患者在条目C4上的水平具有可比性。

（五）条目C5的比较

对照组与干预组的肺结核患者在条目C5上的测评分数分别为2.96±1.00和3.00±1.02，经检验，对照组与干预组的肺结核患者在条目C5上的差异无统计学意义（$t=0.490$，$P=0.625$）。说明干预措施实施前，对照组和干预组肺结核患者在条目C5上的水平具有可比性。

（六）条目C6的比较

对照组与干预组的肺结核患者在条目C6上的测评分数分别为2.92±1.02和2.96±1.07，经检验，对照组与干预组的肺结核患者在条目C6上的差异无统计学意义（$t=0.575$，$P=0.566$）。说明干预措施实施前，对照组和干预组肺结核患者在条目C6上的水平具有可比性。

（七）条目C7的比较

对照组与干预组的肺结核患者在条目C7上的测评分数分别为2.96±0.99和2.99±1.02，经检验，对照组与干预组的肺结核患者在条目C7上的差异无统计学意义（$t=0.457$，$P=0.648$）。说明干预措施实施前，对照组和干预组肺结核患者在条目C7上的水平具有可比性。

（八）条目C8的比较

对照组与干预组的肺结核患者在条目C8上的测评分数分别为2.81±0.97

和 2.88±1.01，经检验，对照组与干预组的肺结核患者在条目 C8 上的差异无统计学意义（t=1.003，P=0.316）。说明干预措施实施前，对照组和干预组肺结核患者在条目 C8 上的水平具有可比性。

四、隔离管理维度

对照组与干预组的肺结核患者在隔离管理维度的测评分数，分别为 9.58±2.13 和 9.51±2.17，经检验，对照组与干预组的肺结核患者的隔离管理水平差异无统计学意义（t=0.461，P=0.645）。说明干预措施实施前，对照组和干预组肺结核患者的隔离管理水平具有可比性。而该维度各条目也均具有可比性，详见表 15.5。

表 15.5　　隔离管理维度及其条目的比较

项目	对照组	干预组	t 值	P 值
隔离管理 D	9.58±2.13	9.51±2.17	0.461	0.645
D1	1.47±0.60	1.45±0.57	0.603	0.547
D2	2.91±1.01	2.89±1.02	0.279	0.780
D3	1.46±0.60	1.44±0.56	0.549	0.583
D4	1.45±0.57	1.44±0.56	0.375	0.708
D5	2.29±0.80	2.30±0.79	0.223	0.823

（一）条目 D1 的比较

对照组与干预组的肺结核患者在条目 D1 上的测评分数分别为 1.47±0.60 和 1.45±0.57，经检验，对照组与干预组的肺结核患者在条目 D1 上的差异无统计学意义（t=0.603，P=0.547）。说明干预措施实施前，对照组和干预组肺结核患者在条目 D1 上的水平具有可比性。

（二）条目 D2 的比较

对照组与干预组的肺结核患者在条目 D2 上的测评分数分别为 2.91±1.01 和 2.89±1.02，经检验，对照组与干预组的肺结核患者在条目 D2 上的差异无统计学意义（t=0.279，P=0.780）。说明干预措施实施前，对照组和干预组肺结核患者在条目 D2 上的水平具有可比性。

（三）条目 D3 的比较

对照组与干预组的肺结核患者在条目 D3 上的测评分数分别为 1.46±0.60 和 1.44±0.56，经检验，对照组与干预组的肺结核患者在条目 D3 上的差异无统计学意义（t=0.549，P=0.583）。说明干预措施实施前，对照组和干预组肺结核患者在条目 D3 上的水平具有可比性。

(四)条目 D4 的比较

对照组与干预组的肺结核患者在条目 D4 上的测评分数分别为 1.45±0.57 和 1.44±0.56,经检验,对照组与干预组的肺结核患者在条目 D4 上的差异无统计学意义($t=0.375$,$P=0.708$)。说明干预措施实施前,对照组和干预组肺结核患者在条目 D4 上的水平具有可比性。

(五)条目 D5 的比较

对照组与干预组的肺结核患者在条目 D5 上的测评分数分别为 2.29±0.80 和 2.30±0.79,经检验,对照组与干预组的肺结核患者在条目 D5 上的差异无统计学意义($t=0.223$,$P=0.823$)。说明干预措施实施前,对照组和干预组肺结核患者在条目 D5 上的水平具有可比性。

五、日常生活管理维度

对照组与干预组的肺结核患者在日常生活管理维度的测评分数分别为 23.15±4.11 和 23.41±4.61,经检验,对照组与干预组的肺结核患者的日常生活管理水平差异无统计学意义($t=0.850$,$P=0.396$)。说明干预措施实施前,对照组和干预组肺结核患者的日常生活管理水平具有可比性。而该维度各条目也均具有可比性,详见表 15.6。

表 15.6　日常生活管理维度及其条目的比较

项目	对照组	干预组	t 值	P 值
日常生活管理 E	23.15±4.11	23.41±4.61	0.850	0.396
E1	2.85±1.06	2.88±1.09	0.296	0.767
E2	2.89±0.99	2.94±1.02	0.737	0.461
E3	2.91±1.01	2.94±1.02	0.382	0.702
E4	2.93±1.07	2.96±1.08	0.494	0.622
E5	2.86±0.99	2.89±1.01	0.459	0.646
E6	2.92±1.04	2.95±1.04	0.409	0.683
E7	2.88±1.02	2.91±1.02	0.417	0.677
E8	2.92±0.98	2.95±0.98	0.433	0.665

(一)条目 E1 的比较

对照组与干预组的肺结核患者在条目 E1 上的测评分数分别为 2.85±1.06 和 2.88±1.09,经检验,对照组与干预组的肺结核患者在条目 E1 上的差异无统计学意义($t=0.296$,$P=0.767$)。说明干预措施实施前,对照组和干预组肺结核患者在条目 E1 上的水平具有可比性。

(二)条目E2的比较

对照组与干预组的肺结核患者在条目E2上的测评分数分别为2.89±0.99和2.94±1.02,经检验,对照组与干预组的肺结核患者在条目E2上的差异无统计学意义($t=0.737$,$P=0.461$)。说明干预措施实施前,对照组和干预组肺结核患者在条目E2上的水平具有可比性。

(三)条目E3的比较

对照组与干预组的肺结核患者在条目E3上的测评分数分别为2.91±1.01和2.94±1.02,经检验,对照组与干预组的肺结核患者在条目E3上的差异无统计学意义($t=0.382$,$P=0.702$)。说明干预措施实施前,对照组和干预组肺结核患者在条目E3上的水平具有可比性。

(四)条目E4的比较

对照组与干预组的肺结核患者在条目E4上的测评分数分别为2.93±1.07和2.96±1.08,经检验,对照组与干预组的肺结核患者在条目E4上的差异无统计学意义($t=0.494$,$P=0.622$)。说明干预措施实施前,对照组和干预组肺结核患者在条目E4上的水平具有可比性。

(五)条目E5的比较

对照组与干预组的肺结核患者在条目E5上的测评分数分别为2.86±0.99和2.89±1.01,经检验,对照组与干预组的肺结核患者在条目E5上的差异无统计学意义($t=0.459$,$P=0.646$)。说明干预措施实施前,对照组和干预组肺结核患者在条目E5上的水平具有可比性。

(六)条目E6的比较

对照组与干预组的肺结核患者在条目E6上的测评分数分别为2.92±1.04和2.95±1.04,经检验,对照组与干预组的肺结核患者在条目E6上的差异无统计学意义($t=0.409$,$P=0.683$)。说明干预措施实施前,对照组和干预组肺结核患者在条目E6上的水平具有可比性。

(七)条目E7的比较

对照组与干预组的肺结核患者在条目E7上的测评分数分别为2.88±1.02和2.91±1.02,经检验,对照组与干预组的肺结核患者在条目E7上的差异无统计学意义($t=0.417$,$P=0.677$)。说明干预措施实施前,对照组和干预组肺结核患者在条目E7上的水平具有可比性。

(八)条目E8的比较

对照组与干预组的肺结核患者在条目E8上的测评分数分别为2.92±0.98和2.95±0.98,经检验,对照组与干预组的肺结核患者在条目E8上的差异无统计学意义($t=0.433$,$P=0.665$)。说明干预措施实施前,对照组和干预组肺结核患者在条目E8上的水平具有可比性。

六、情绪管理维度

对照组与干预组的肺结核患者在情绪管理维度的测评分数分别为11.68±2.63和11.62±2.68，经检验，对照组与干预组的肺结核患者的情绪管理水平差异无统计学意义（t=0.347，P=0.729）。说明干预措施实施前，对照组和干预组肺结核患者的情绪管理水平具有可比性。而该维度各条目也均具有可比性，详见表15.7。

表15.7　情绪管理维度及其条目的比较

项目	对照组	干预组	t值	P值
情绪管理F	11.68±2.63	11.62±2.68	0.347	0.729
F1	3.05±1.07	3.03±1.07	0.198	0.843
F2	2.97±1.05	2.95±1.05	0.235	0.814
F3	2.90±1.03	2.89±1.02	0.207	0.836
F4	2.77±0.97	2.75±0.96	0.256	0.798

（一）条目F1的比较

对照组与干预组的肺结核患者在条目F1上的测评分数分别为3.05±1.07和3.03±1.07，经检验，对照组与干预组的肺结核患者在条目F1上的差异无统计学意义（t=0.198，P=0.843）。说明干预措施实施前，对照组和干预组肺结核患者在条目F1上的水平具有可比性。

（二）条目F2的比较

对照组与干预组的肺结核患者在条目F2上的测评分数分别为2.97±1.05和2.95±1.05，经检验，对照组与干预组的肺结核患者在条目F2上的差异无统计学意义（t=0.235，P=0.814）。说明干预措施实施前，对照组和干预组肺结核患者在条目F2上的水平具有可比性。

（三）条目F3的比较

对照组与干预组的肺结核患者在条目F3上的测评分数分别为2.90±1.03和2.89±1.02，经检验，对照组与干预组的肺结核患者在条目F3上的差异无统计学意义（t=0.207，P=0.836）。说明干预措施实施前，对照组和干预组肺结核患者在条目F3上的水平具有可比性。

（四）条目F4的比较

对照组与干预组的肺结核患者在条目F4上的测评分数分别为2.77±0.97和2.75±0.96，经检验，对照组与干预组的肺结核患者在条目F4上的差异无统计学意义（t=0.256，P=0.798）。说明干预措施实施前，对照组和干预组肺结核患者在条目F4上的水平具有可比性。

第十六章　患者对干预的主观需求分析

调查结果显示，500 名肺结核患者中有 303 名肺结核患者对干预在主观上有需求，主观需求率为 60.6%。

第一节　单因素分析结果

一、性别与主观需求

女性肺结核患者对自我管理干预的主观需求率相对较高，为 69.1%；而男性肺结核患者对自我管理干预的主观需求较低，为 57.8%。经检验，性别不同的肺结核患者对自我管理干预的主观需求也不同，女性高于男性，差异有统计学意义（$\chi^2=5.052, P=0.025$），详见表 16.1。

表 16.1　　肺结核患者对干预主观需求的单因素分析结果

项目	主观需求		需求率（%）	χ^2值	P值
	无需求	有需求			
性别				5.052	0.025
男性	159	218	57.8		
女性	38	85	69.1		
文化水平				22.097	0.000
初中及以下	124	156	55.7		
高中	71	115	61.8		
大专及以上	2	32	94.1		
年龄				53.824	0.000
18～34 岁	6	62	91.2		

续表

项目	主观需求		需求率(%)	χ^2值	P值
	无需求	有需求			
35～49岁	39	81	67.5		
50～64岁	123	106	46.3		
65岁及以上	29	54	65.1		
婚姻状况				1.799	0.410
未婚	47	68	59.1		
已婚	134	199	59.8		
离异/丧偶	16	36	69.2		
收入水平(元)				3.792	0.153
0～14999	34	62	64.6		
15000～29999	88	151	63.2		
30000及以上	75	90	54.5		
健康教育				39.437	0.000
接受	29	122	80.8		
未接受	168	181	51.9		
督导与否				1.040	0.308
督导	138	199	59.1		
无人督导	59	104	63.8		
治疗类型				1.299	0.254
初治	139	199	58.9		
复治	58	104	64.2		
并发症				0.008	0.927
无	158	242	60.5		
有	39	61	61.0		
户口类型				0.050	0.823
城镇户口	67	106	61.3		
农村户口	130	197	60.2		
贫困户				71.233	0.000

续表

项目	主观需求		需求率（%）	χ^2值	P值
	无需求	有需求			
是	79	26	24.8		
否	118	277	70.1		
医疗保险				0.107	0.743
参加	173	269	60.9		
未参加	24	34	58.6		
上网与否				0.386	0.534
上网	55	77	58.3		
不上网	142	226	61.4		

二、文化水平与主观需求

大专及以上文化水平的肺结核患者对自我管理干预的主观需求率最高，为94.1%，其次为高中文化水平的肺结核患者，而初中及以下文化水平的肺结核患者主观需求率最低，为55.7%。经检验，不同文化水平的肺结核患者对自我管理干预的主观需求也不同，差异有统计学意义（$\chi^2=22.097, P=0.000$）。总体趋势为：文化水平越高的肺结核患者对干预的主观需求也越大。详见表16.1。

三、年龄与主观需求

35岁以下的肺结核患者对自我管理干预的主观需求率最高，为91.2%，其次为35～49岁的肺结核患者，而50～64岁的肺结核患者主观需求率最低，仅为46.3%。经检验，不同年龄组的肺结核患者对自我管理干预的主观需求也不同，差异有统计学意义（$\chi^2=53.824, P=0.000$）。详见表16.1。

四、婚姻状况与主观需求

离异/丧偶的肺结核患者对自我管理干预的主观需求率最高，为69.2%，其次为已婚的肺结核患者，而未婚的肺结核患者对干预的主观需求率最低，为59.1%。经检验，婚姻状况不同的肺结核患者对自我管理干预的需求并无统计学差异（$\chi^2=1.799, P=0.410$）。详见表16.1。

五、收入水平与主观需求

年收入 15000 元以下的肺结核患者对自我管理干预的主观需求率最高，为 64.6%，其次为年收入 15000～29999 元的肺结核患者，而年收入 30000 元及以上的肺结核患者对干预的主观需求率最低，为 54.5%。但检验结果显示，不同收入水平的肺结核患者对自我管理干预的需求并无统计学差异（$\chi^2=3.792$，$P=0.153$）。详见表 16.1。

六、健康教育与主观需求

接受过健康教育的肺结核患者对自我管理干预的主观需求率相对较高，为 80.8%，而未接受过健康教育的肺结核患者对自我管理干预的主观需求率则较低，为 51.9%。经检验，接受与未接受过健康教育的肺结核患者，对干预的主观需求也不同，前者高于后者，差异有统计学意义（$\chi^2=39.437$，$P=0.000$）。详见表 16.1。

七、督导与主观需求

无人督导的肺结核患者对自我管理干预的主观需求率相对较高，为 63.8%，而有人督导的肺结核患者对干预的主观需求率则较低，为 59.1%。但检验结果显示，有人督导与无人督导的肺结核患者，对干预的主观需求并无统计学差异（$\chi^2=1.040$，$P=0.308$）。详见表 16.1。

八、治疗类型与主观需求

复治的肺结核患者对自我管理干预的主观需求率相对较高，为 64.2%，而初治的肺结核患者对干预的主观需求率则较低，为 58.9%。但检验结果显示，治疗类型不同的肺结核患者对干预的主观需求并无统计学差异（$\chi^2=1.299$，$P=0.254$）。详见表 16.1。

九、并发症与主观需求

有并发症与无并发症的肺结核患者，对自我管理干预的主观需求率分别为 61.0%和 60.5%。但检验结果显示，有并发症与无并发症的肺结核患者对干预的主观需求并无统计学差异（$\chi^2=0.008$，$P=0.927$）。详见表 16.1。

十、户口类型与主观需求

城镇户口的肺结核患者对自我管理干预的主观需求率相对较高，为 61.3%，而农村户口的肺结核患者对干预的主观需求率则较低，为 60.2%。但检验结果显示，户口类型不同的肺结核患者对干预的主观需求并无统计学差异（$\chi^2=0.050$，$P=0.823$）。详见表 16.1。

十一、贫困户与主观需求

不是贫困户的肺结核患者对自我管理干预的主观需求率相对较高，为70.1%，而是贫困户的肺结核患者对干预的主观需求率则较低，为24.8%。检验结果显示，贫困户与非贫困户的肺结核患者对干预的主观需求也不同，后者高于前者，差异有统计学意义($\chi^2=71.233$，$P=0.000$)。详见表16.1。

十二、医疗保险与主观需求

参加医疗保险的肺结核患者对自我管理干预的主观需求率相对较高，为60.9%，而未参加医疗保险的肺结核患者对干预的主观需求率则较低，为58.6%。但检验结果显示，参加与未参加医疗保险的肺结核患者，对自我管理干预的主观需求并无统计学差异($\chi^2=0.107$，$P=0.743$)。详见表16.1。

十三、上网与主观需求

不上网的肺结核患者对自我管理干预的主观需求率相对较高，为61.4%，而上网的肺结核患者对干预的主观需求则较低，为58.3%。但检验结果显示，上网与不上网的肺结核患者对自我管理干预的主观需求并无统计学差异($\chi^2=0.386$，$P=0.534$)。详见表16.1。

第二节　多因素分析结果

一、回归模型的构建

以肺结核患者对干预是否有主观需求为因变量，以单因素分析中有统计学意义的5个因素为自变量，建立logistic回归模型，详见表16.2。

表16.2　主观需求影响因素的logistic回归模型变量

项目	编码
因变量(主观需求)	0=无需求；2=有需求
性别	1=男性；2=女性
文化水平	1=初中及以下；2=高中；3=大专及以上
年龄	1=35岁以下；2=35～49岁；3=50～64岁；4=65岁及以上
健康教育	1=接受；2=未接受
贫困户	1=贫困户；2=非贫困户

二、回归结果分析

回归结果显示，与肺结核患者对干预的主观需求相关的因素有 4 个，分别为文化水平、年龄、健康教育及贫困户，详见表 16.3。

表 16.3　患者对干预的主观需求的多因素分析

项目	B	S. E.	Wald	Sig.	OR	95%CI	
						下限	上限
男性	−0.015	0.272	0.003	0.957	0.986	0.578	1.679
文化水平			8.625	0.013			
初中及以下	−1.965	0.852	5.314	0.021	0.140	0.026	0.745
高中	−1.399	0.855	2.680	0.102	0.247	0.046	1.318
年龄			30.837	0.000			
18～34 岁	1.085	0.537	4.080	0.043	2.959	1.033	8.478
35～49 岁	−0.064	0.358	0.032	0.858	0.938	0.465	1.894
50～64 岁	−1.050	0.317	10.998	0.001	0.350	0.188	0.651
健康教育	1.062	0.292	13.271	0.000	2.893	1.634	5.124
贫困户	−2.064	0.290	50.739	0.000	0.127	0.072	0.224
常数	2.606	0.870	8.962	0.003	13.539		

(一)文化水平与主观需求

与对照组即大专及以上文化水平的肺结核患者相比，初中及以下文化水平的肺结核患者对自我管理干预的主观需求较低，差异有统计学意义（OR＝0.140，P＝0.021）。

(二)年龄与主观需求

与对照组即 65 岁及以上年龄的肺结核患者相比，35 岁以下的肺结核患者对干预的主观需求率相对较高，差异有统计学意义（OR＝2.959，P＝0.043）。而 50～64 岁的肺结核患者对干预的主观需求率则较低，差异有统计学意义（OR＝0.350，P＝0.001）。说明 35 岁以下的肺结核患者对自我管理干预的主观需求最大，而 50～64 岁的肺结核患者对干预的主观需求则最小。

(三)健康教育与主观需求

与未接受过健康教育的肺结核患者相比，接受过健康教育的肺结核患者对自我管理干预的主观需求相对较高，差异有统计学意义（OR＝2.893，P＝0.000）。

(四)贫困户与主观需求

与非贫困户的肺结核患者相比，是贫困户的肺结核患者对自我管理干预的主观需求相对较低，差异有统计学意义（OR＝0.127，P＝0.000）。

第十七章　干预效果评价

第一节　干预组各维度前后变化

一、症状管理维度

受试对象症状管理维度的测评分数，在干预前后分别为 17.88±5.67 和 28.53±3.24，经检验，受试对象干预前后的差异有统计学意义（t=26.130，P=0.000）。说明，干预措施可以显著改善肺结核患者的症状管理水平。详见表 17.1。

表 17.1　症状管理维度及其条目的比较

项目	干预前	干预后	t 值	P 值
症状管理 A	17.88±5.67	28.53±3.24	26.130	0.000
A1	3.00±1.05	4.78±0.74	25.572	0.000
A2	3.01±1.08	4.81±0.64	24.362	0.000
A3	2.92±1.08	4.68±0.79	24.571	0.000
A4	2.95±1.03	4.66±0.82	28.394	0.000
A5	3.04±1.02	4.80±0.68	30.670	0.000
A6	2.97±1.07	4.80±0.63	30.405	0.000

（一）条目 A1 的前后变化

受试对象条目 A1 的测评分数在干预前后分别为 3.00±1.05 和 4.78±0.74，经检验，受试对象干预前后的差异有统计学意义（t=25.572，P=0.000）。说明，干预措施可以促使肺结核患者在咯血时服用止血药，保持呼吸道的畅通。

(二)条目 A2 的前后变化

受试对象条目 A2 的测评分数在干预前后分别为 3.01±1.08 和 4.81±0.64，经检验，受试对象干预前后的差异有统计学意义(t=24.362，P=0.000)。说明，干预措施可以促使肺结核患者在突然出现剧烈的咳嗽、咳痰、体温升高、胸痛、胸闷、呼吸困难、明显气促等，及时就医。

(三)条目 A3 的前后变化

受试对象条目 A3 的测评分数在干预前后分别为 2.92±1.08 和 4.68±0.79，经检验，受试对象干预前后的差异有统计学意义(t=24.571，P=0.000)。说明，干预措施可以促使肺结核患者在无气促时，自行进行呼吸训练。

(四)条目 A4 的前后变化

受试对象条目 A4 的测评分数在干预前后分别为 2.95±1.03 和 4.66±0.82，经检验，受试对象干预前后的差异有统计学意义(t=28.394，P=0.000)。说明，干预措施可以促使肺结核患者气促较明显时，进行氧疗。

(五)条目 A5 的前后变化

受试对象条目 A5 的测评分数在干预前后分别为 3.04±1.02 和 4.80±0.68，经检验，受试对象干预前后的差异有统计学意义(t=30.670，P=0.000)。说明，干预措施可以促使肺结核患者在咳嗽咳痰时，使用有效的方法清除呼吸道痰液。

(六)条目 A6 的前后变化

受试对象条目 A6 的测评分数在干预前后分别为 2.97±1.07 和 4.80±0.63，经检验，受试对象干预前后的差异有统计学意义(t=30.405，P=0.000)。说明，干预措施可以促使肺结核患者在身体无水肿，痰较多、较稠时多喝水。

二、信息管理维度

受试对象信息管理维度的测评分数在干预前后分别为 8.65±1.92 和 14.47±1.27，经检验，受试对象干预前后的差异有统计学意义(t=28.427，P=0.000)。说明，干预措施可以显著提高肺结核患者的信息管理水平。详见表 17.2。

表 17.2　信息管理维度及其条目的比较

项目	干预前	干预后	t 值	P 值
信息管理 B	8.65±1.92	14.47±1.27	28.427	0.000
B1	2.90±1.07	4.76±0.61	29.080	0.000
B2	2.93±1.07	4.76±0.65	39.928	0.000
B3	2.83±1.03	4.95±0.23	48.657	0.000

（一）条目 B1 的前后变化

受试对象条目 B1 的测评分数在干预前后分别为 2.90±1.07 和 4.76±0.61，经检验，受试对象干预前后的差异有统计学意义（t=29.080，P=0.000）。说明，干预措施可以促使肺结核患者关注药物的不良反应、效果、剂量。

（二）条目 B2 的前后变化

受试对象条目 B2 的测评分数在干预前后分别为 2.93±1.07 和 4.76±0.65，经检验，受试对象干预前后的差异有统计学意义（t=39.928，P=0.000）。说明，干预措施可以促使肺结核患者通过各种方式学习肺结核病相关知识。

（三）条目 B3 的前后变化

受试对象条目 B3 的测评分数在干预前后分别为 2.83±1.03 和 4.95±0.23，经检验，受试对象干预前后的差异有统计学意义（t=48.657，P=0.000）。说明，干预措施可以促使肺结核患者与其他肺结核患者交流疾病相关知识。

三、依从性管理维度

受试对象依从性管理维度的测评分数在干预前后分别为 23.29±4.05 和 38.55±3.04，经检验，受试对象干预前后的差异有统计学意义（t=60.200，P=0.000）。说明，干预措施可以显著提高肺结核患者的依从性管理水平。详见表 17.3。

表 17.3　依从性管理维度及其条目的比较

项目	干预前	干预后	t 值	P 值
依从性管理 C	23.29±4.05	38.55±3.04	60.200	0.000
C1	2.85±1.01	4.90±0.40	37.122	0.000
C2	2.84±1.02	4.83±0.59	34.182	0.000
C3	2.90±1.03	4.84±0.53	34.233	0.000
C4	2.87±1.07	4.82±0.55	32.467	0.000
C5	3.00±1.02	4.76±0.70	27.643	0.000
C6	2.96±1.07	4.80±0.54	31.944	0.000
C7	2.99±1.02	4.76±0.69	28.570	0.000
C8	2.88±1.01	4.85±0.42	36.482	0.000

（一）条目 C1 的前后变化

受试对象条目 C1 的测评分数在干预前后分别为 2.85±1.01 和 4.90±0.40，经检验，受试对象干预前后的差异有统计学意义（t=37.122，P=0.000）。说明，干预措施可以促使肺结核患者不吃过冷、硬、油腻及辛辣刺激性食品。

（二）条目 C2 的前后变化

受试对象条目 C2 的测评分数在干预前后分别为 2.84±1.02 和 4.83±

0.59,经检验,受试对象干预前后的差异有统计学意义(t=34.182,P=0.000)。说明,干预措施可以促使肺结核患者严格执行戒烟的规定。

(三)条目C3的前后变化

受试对象条目C3的测评分数在干预前后分别为2.90±1.03和4.84±0.53,经检验,受试对象干预前后的差异有统计学意义(t=34.233,P=0.000)。说明,干预措施可以促使肺结核患者严格执行限酒的规定。

(四)条目C4的前后变化

受试对象条目C4的测评分数在干预前后分别为2.87±1.07和4.82±0.55,经检验,受试对象干预前后的差异有统计学意义(t=32.467,P=0.000)。说明,干预措施可以促使肺结核患者在疾病初期增加卧床休息时间。

(五)条目C5的前后变化

受试对象条目C5的测评分数在干预前后分别为3.00±1.02和4.76±0.70,经检验,受试对象干预前后的差异有统计学意义(t=27.643,P=0.000)。说明,干预措施可以促使肺结核患者在恢复期逐渐增加活动量。

(六)条目C6的前后变化

受试对象条目C6的测评分数在干预前后分别为2.96±1.07和4.80±0.54,经检验,受试对象干预前后的差异有统计学意义(t=31.944,P=0.000)。说明,干预措施可以促使肺结核患者定期送痰液到结核病防治机构检查。

(七)条目C7的前后变化

受试对象条目C7的测评分数在干预前后分别为2.99±1.02和4.76±0.69,经检验,受试对象干预前后的差异有统计学意义(t=28.570,P=0.000)。说明,干预措施可以促使肺结核患者在出现不良反应后及时到医院就诊。

(八)条目C8的前后变化

受试对象条目C8的测评分数在干预前后分别为2.88±1.01和4.85±0.42,经检验,受试对象干预前后的差异有统计学意义(t=36.482,P=0.000)。说明,干预措施可以促使肺结核患者坚持按医生制定的化疗方案治疗。

四、隔离管理维度

受试对象隔离管理维度的测评分数在干预前后分别为9.51±2.17和24.44±1.33,经检验,受试对象干预前后的差异有统计学意义(t=120.896,P=0.000)。说明,干预措施可以显著提高肺结核患者的隔离管理水平。详见表17.4。

表 17.4　　　　隔离管理维度及其条目的比较

项目	干预前	干预后	t 值	P 值
隔离管理 D	9.51±2.17	24.44±1.33	120.896	0.000
D1	1.45±0.57	4.88±0.54	86.657	0.000
D2	2.89±1.02	4.94±0.23	39.380	0.000
D3	1.44±0.56	4.89±0.42	100.744	0.000
D4	1.44±0.56	4.87±0.44	98.371	0.000
D5	2.30±0.79	4.87±0.44	62.097	0.000

(一)条目 D1 的前后变化

受试对象条目 D1 的测评分数在干预前后分别为 1.45±0.57 和 4.88±0.54，经检验，受试对象干预前后的差异有统计学意义(t=86.657，P=0.000)。说明，干预措施可以促使肺结核患者将痰吐在盛有消毒液的痰盂内，或吐在卫生纸里包好后焚烧。

(二)条目 D2 的前后变化

受试对象条目 D2 的测评分数在干预前后分别为 2.89±1.02 和 4.94±0.23，经检验，受试对象干预前后的差异有统计学意义(t=39.380，P=0.000)。说明，干预措施可以促使肺结核患者在咳嗽、喷嚏时捂住口鼻，避免痰液及飞沫四溅。

(三)条目 D3 的前后变化

受试对象条目 D3 的测评分数在干预前后分别为 1.44±0.56 和 4.89±0.42，经检验，受试对象干预前后的差异有统计学意义(t=100.744，P=0.000)。说明，干预措施可以促使肺结核患者对居所进行定期消毒。

(四)条目 D4 的前后变化

受试对象条目 D4 的测评分数在干预前后分别为 1.44±0.56 和 4.87±0.44，经检验，受试对象干预前后的差异有统计学意义(t=98.371，P=0.000)。说明，干预措施可以促使肺结核患者对被褥、衣服、餐具等日常用品进行消毒。

(五)条目 D5 的前后变化

受试对象条目 D5 的测评分数在干预前后分别为 2.30±0.79 和 4.87±0.44，经检验，受试对象干预前后的差异有统计学意义(t=62.097，P=0.000)。说明，干预措施可以促使肺结核患者把生活用品与家人分开搁置。

五、日常生活管理维度

受试对象日常生活管理维度的测评分数在干预前后分别为 23.41±4.61

和 37.28±6.30，经检验，受试对象干预前后的差异有统计学意义（t=34.120，P=0.000）。说明，干预措施可以显著提高肺结核患者的日常生活管理水平。详见表 17.5。

表 17.5　日常生活管理维度及其条目的比较

项目	干预前	干预后	t 值	P 值
日常生活管理 E	23.41±4.61	37.28±6.30	34.120	0.000
E1	2.88±1.09	4.64±0.92	24.506	0.000
E2	2.94±1.02	4.68±0.84	25.468	0.000
E3	2.94±1.02	4.67±0.85	25.155	0.000
E4	2.96±1.08	4.68±0.85	24.170	0.000
E5	2.89±1.01	4.64±0.90	25.777	0.000
E6	2.95±1.04	4.65±0.87	24.635	0.000
E7	2.91±1.02	4.64±0.90	24.915	0.000
E8	2.95±0.98	4.68±0.84	26.700	0.000

(一)条目 E1 的前后变化

受试对象条目 E1 的测评分数在干预前后分别为 2.88±1.09 和 4.64±0.92，经检验，受试对象干预前后的差异有统计学意义（t=24.506，P=0.000）。说明，干预措施可以促使肺结核患者科学平衡饮食，不偏食。

(二)条目 E2 的前后变化

受试对象条目 E2 的测评分数在干预前后分别为 2.94±1.02 和 4.68±0.84，经检验，受试对象干预前后的差异有统计学意义（t=25.468，P=0.000）。说明，干预措施可以促使肺结核患者增加高热能饮食。

(三)条目 E3 的前后变化

受试对象条目 E3 的测评分数在干预前后分别为 2.94±1.02 和 4.67±0.85，经检验，受试对象干预前后的差异有统计学意义（t=25.155，P=0.000）。说明，干预措施可以促使肺结核患者增加奶制品、瘦肉、豆制品和其他优质蛋白质的摄入。

(四)条目 E4 的前后变化

受试对象条目 E4 的测评分数在干预前后分别为 2.96±1.08 和 4.68±0.85，经检验，受试对象干预前后的差异有统计学意义（t=24.170，P=0.000）。说明，干预措施可以促使肺结核患者在饮食中增加新鲜蔬菜、水果的摄入，补充充足的维生素。

（五）条目 E5 的前后变化

受试对象条目 E5 的测评分数在干预前后分别为 2.89±1.01 和 4.64±0.90，经检验，受试对象干预前后的差异有统计学意义（$t=25.777$，$P=0.000$）。说明，干预措施可以促使肺结核患者注意钙、铁的补充，增加奶类、豆类食品的摄入。

（六）条目 E6 的前后变化

受试对象条目 E6 的测评分数在干预前后分别为 2.95±1.04 和 4.65±0.87，经检验，受试对象干预前后的差异有统计学意义（$t=24.635$，$P=0.000$）。说明，干预措施可以促使肺结核患者根据身体状况调节运动。

（七）条目 E7 的前后变化

受试对象条目 E7 的测评分数在干预前后分别为 2.91±1.02 和 4.64±0.90，经检验，受试对象干预前后的差异有统计学意义（$t=24.915$，$P=0.000$）。说明，干预措施可以促使肺结核患者根据天气变化，及时增减衣服，预防感冒。

（八）条目 E8 的前后变化

受试对象条目 E8 的测评分数在干预前后分别为 2.95±0.98 和 4.68±0.84，经检验，受试对象干预前后的差异有统计学意义（$t=26.700$，$P=0.000$）。说明，干预措施可以促使肺结核患者定时通风换气，保持居所的空气新鲜及阳光充足。

六、情绪管理维度

受试对象情绪管理维度的测评分数在干预前后分别为 11.62±2.68 和 19.56±1.24，经检验，受试对象干预前后的差异有统计学意义（$t=49.584$，$P=0.000$）。说明，干预措施可以显著提高肺结核患者的情绪管理水平。详见表 17.6。

表 17.6　　情绪管理维度及其条目的比较

项目	干预前	干预后	t 值	P 值
情绪管理 F	11.62±2.68	19.56±1.24	49.584	0.000
F1	3.03±1.07	4.89±0.45	30.468	0.000
F2	2.95±1.05	4.89±0.43	34.181	0.000
F3	2.89±1.02	4.90±0.39	34.762	0.000
F4	2.75±0.96	4.88±0.45	38.936	0.000

（一）条目 F1 的前后变化

受试对象条目 F1 的测评分数在干预前后分别为 3.03±1.07 和 4.89±

0.45，经检验，受试对象干预前后的差异有统计学意义（$t=30.468$，$P=0.000$）。说明，干预措施可以促使肺结核患者在心情不好时，将注意力转移到其他想做的事情上。

（二）条目 F2 的前后变化

受试对象条目 F2 的测评分数在干预前后分别为 2.95±1.05 和 4.89±0.43，经检验，受试对象干预前后的差异有统计学意义（$t=34.181$，$P=0.000$）。说明，干预措施可以促使肺结核患者有烦恼的事情向亲属或朋友倾诉，寻求帮助。

（三）条目 F3 的前后变化

受试对象条目 F3 的测评分数在干预前后分别为 2.89±1.02 和 4.90±0.39，经检验，受试对象干预前后的差异有统计学意义（$t=34.762$，$P=0.000$）。说明，干预措施可以促使肺结核患者保持良好的情绪和乐观的精神状态。

（四）条目 F4 的前后变化

受试对象条目 F4 的测评分数在干预前后分别为 2.75±0.96 和 4.88±0.45，经检验，受试对象干预前后的差异有统计学意义（$t=38.936$，$P=0.000$）。说明，干预措施可以促使肺结核患者控制自己不向别人发脾气。

第二节　对照组与干预组各维度的比较

一、症状管理维度

对照组与干预组的肺结核患者在症状管理维度的测评分数，分别为 17.75±4.98 和 28.53±3.24，经检验，对照组与干预组的肺结核患者的症状管理水平不同，后者高于前者，差异有统计学意义（$t=36.245$，$P=0.000$）。说明，干预措施可以显著改善肺结核患者的症状管理水平。详见表 17.7。

表 17.7　症状管理维度及其条目的比较

项目	对照组	干预组	t 值	P 值
症状管理 A	17.75±4.98	28.53±3.24	36.245	0.000
A1	2.95±0.99	4.78±0.74	29.640	0.000
A2	3.01±0.95	4.81±0.64	31.309	0.000
A3	2.90±0.97	4.68±0.79	28.374	0.000
A4	2.89±0.90	4.66±0.82	29.160	0.000
A5	3.05±0.96	4.80±0.68	29.708	0.000
A6	2.95±0.96	4.80±0.63	32.350	0.000

(一)条目 A1 的比较

对照组与干预组的肺结核患者在条目 A1 上的测评分数分别为 2.95±0.99 和 4.78±0.74,经检验,对照组与干预组的肺结核患者在条目 A1 上的差异有统计学意义($t=29.640,P=0.000$)。说明,干预措施可以促使肺结核患者在咯血时服用止血药,保持呼吸道的畅通。

(二)条目 A2 的比较

对照组与干预组的肺结核患者在条目 A2 上的测评分数分别为 3.01±0.95 和 4.81±0.64,经检验,对照组与干预组的肺结核患者在条目 A2 上的差异有统计学意义($t=31.309,P=0.000$)。说明,干预措施可以促使肺结核患者在突然出现剧烈的咳嗽、咳痰、体温升高、胸痛、胸闷、呼吸困难、明显气促等,及时就医。

(三)条目 A3 的比较

对照组与干预组的肺结核患者在条目 A3 上的测评分数分别为 2.90±0.97 和 4.68±0.79,经检验,对照组与干预组的肺结核患者在条目 A3 上的差异有统计学意义($t=28.374,P=0.000$)。说明,干预措施可以促使肺结核患者在无气促时,自行进行呼吸训练。

(四)条目 A4 的比较

对照组与干预组的肺结核患者在条目 A4 上的测评分数分别为 2.89±0.90 和 4.66±0.82,经检验,对照组与干预组的肺结核患者在条目 A4 上的差异有统计学意义($t=29.160,P=0.000$)。说明,干预措施可以促使肺结核患者气促较明显时,进行氧疗。

(五)条目 A5 的比较

对照组与干预组的肺结核患者在条目 A5 上的测评分数分别为 3.05±0.96 和 4.80±0.68,经检验,对照组与干预组的肺结核患者在条目 A5 上的差异有统计学意义($t=29.708,P=0.000$)。说明,干预措施可以促使肺结核患者在咳嗽咳痰时,使用有效的方法清除呼吸道痰液。

(六)条目 A6 的比较

对照组与干预组的肺结核患者在条目 A6 上的测评分数分别为 2.95±0.96 和 4.80±0.63,经检验,对照组与干预组的肺结核患者在条目 A6 上的差异有统计学意义($t=32.350,P=0.000$)。说明,干预措施可以促使肺结核患者在身体无水肿,痰较多、较稠时多喝水。

二、信息管理维度

对照组与干预组的肺结核患者在信息管理维度的测评分数分别为 8.72±1.83 和 14.47±1.27,经检验,对照组与干预组的肺结核患者的信息管理水平不同，后者高于前者，差异有统计学意义（t=51.521，P=0.000）。说明，干预措施可以显著改善肺结核患者的信息管理水平。详见表17.8。

表17.8　　信息管理维度及其条目的比较

项目	对照组	干预组	t值	P值
信息管理B	8.72±1.83	14.47±1.27	51.521	0.000
B1	2.93±1.06	4.76±0.61	30.041	0.000
B2	2.95±1.05	4.76±0.65	29.202	0.000
B3	2.85±1.02	4.95±0.23	40.121	0.000

（一）条目B1的比较

对照组与干预组的肺结核患者在条目B1上的测评分数分别为2.93±1.06和4.76±0.61，经检验，对照组与干预组的肺结核患者在条目B1上的差异有统计学意义（t=30.041，P=0.000）。说明，干预措施可以促使肺结核患者关注药物的不良反应、效果、剂量。

（二）条目B2的比较

对照组与干预组的肺结核患者在条目B2上的测评分数分别为2.95±1.05和4.76±0.65，经检验，对照组与干预组的肺结核患者在条目B2上的差异有统计学意义（t=29.202，P=0.000）。说明，干预措施可以促使肺结核患者通过各种方式学习肺结核病相关知识。

（三）条目B3的比较

对照组与干预组的肺结核患者在条目B3上的测评分数分别为2.85±1.02和4.95±0.23，经检验，对照组与干预组的肺结核患者在条目B3上的差异有统计学意义（t=40.121，P=0.000）。说明，干预措施可以促使肺结核患者与其他肺结核患者交流疾病相关知识。

三、依从性管理维度

对照组与干预组的肺结核患者在依从性管理维度的测评分数分别为23.38±3.85和38.55±3.04，经检验，对照组与干预组的肺结核患者的依从性管理水平不同，后者高于前者，差异有统计学意义（t=61.872，P=0.000）。说明，干预措施可以显著改善肺结核患者的依从性管理水平。详见表17.9。

表 17.9　　依从性管理维度及其条目的比较

项目	对照组	干预组	t 值	P 值
依从性管理 C	23.38±3.85	38.55±3.04	61.872	0.000
C1	2.87±1.01	4.90±0.40	37.552	0.000
C2	2.86±1.02	4.83±0.59	33.457	0.000
C3	2.92±1.02	4.84±0.53	33.485	0.000
C4	2.89±1.06	4.82±0.55	32.267	0.000
C5	3.01±1.02	4.76±0.70	28.313	0.000
C6	2.97±1.07	4.80±0.54	30.603	0.000
C7	3.01±1.01	4.76±0.69	28.637	0.000
C8	2.86±0.99	4.85±0.42	37.015	0.000

(一)条目 C1 的比较

对照组与干预组的肺结核患者在条目 C1 上的测评分数分别为 2.87±1.01 和 4.90±0.40，经检验，对照组与干预组的肺结核患者在条目 C1 上的差异有统计学意义($t=37.552$，$P=0.000$)。说明，干预措施可以促使肺结核患者避免吃过冷、硬、油腻及辛辣刺激性食品。

(二)条目 C2 的比较

对照组与干预组的肺结核患者在条目 C2 上的测评分数分别为 2.86±1.02 和 4.83±0.59，经检验，对照组与干预组的肺结核患者在条目 C2 上的差异有统计学意义($t=33.457$，$P=0.000$)。说明，干预措施可以促使肺结核患者严格执行戒烟的规定。

(三)条目 C3 的比较

对照组与干预组的肺结核患者在条目 C3 上的测评分数分别为 2.92±1.02 和 4.84±0.53，经检验，对照组与干预组的肺结核患者在条目 C3 上的差异有统计学意义($t=33.485$，$P=0.000$)。说明，干预措施可以促使肺结核患者严格执行限酒的规定。

(四)条目 C4 的比较

对照组与干预组的肺结核患者在条目 C4 上的测评分数分别为 2.89±1.06 和 4.82±0.55，经检验，对照组与干预组的肺结核患者在条目 C4 上的差异有统计学意义($t=32.267$，$P=0.000$)。说明，干预措施可以促使肺结核患者在疾病初期增加卧床休息时间。

(五)条目 C5 的比较

对照组与干预组的肺结核患者在条目 C5 上的测评分数分别为 3.01±1.02

和4.76±0.70，经检验，对照组与干预组的肺结核患者在条目C5上的差异有统计学意义（t=28.313，P=0.000）。说明，干预措施可以促使肺结核患者在恢复期逐渐增加活动量。

（六）条目C6的比较

对照组与干预组的肺结核患者在条目C6上的测评分数分别为2.97±1.07和4.80±0.54，经检验，对照组与干预组的肺结核患者在条目C6上的差异有统计学意义（t=30.603，P=0.000）。说明，干预措施可以促使肺结核患者定期送痰液到结核病防治机构检查。

（七）条目C7的比较

对照组与干预组的肺结核患者在条目C7上的测评分数分别为3.01±1.01和4.76±0.69，经检验，对照组与干预组的肺结核患者在条目C7上的差异有统计学意义（t=28.637，P=0.000）。说明，干预措施可以促使肺结核患者在出现不良反应后及时到医院就诊。

（八）条目C8的比较

对照组与干预组的肺结核患者在条目C8上的测评分数分别为2.86±0.99和4.85±0.42，经检验，对照组与干预组的肺结核患者在条目C8上的差异有统计学意义（t=37.015，P=0.000）。说明，干预措施可以促使肺结核患者坚持按医生制定的化疗方案治疗。

四、隔离管理维度

对照组与干预组的肺结核患者在隔离管理维度的测评分数分别为9.58±2.13和24.44±1.33，经检验，对照组与干预组的肺结核患者的隔离管理水平不同，后者高于前者，差异有统计学意义（t=118.494，P=0.000）。说明干预措施可以显著改善肺结核患者的隔离管理水平。详见表17.10。

表17.10　隔离管理维度及其条目的比较

项目	对照组	干预组	t值	P值
隔离管理D	9.58±2.13	24.44±1.33	118.494	0.000
D1	1.47±0.60	4.88±0.54	83.817	0.000
D2	2.91±1.01	4.94±0.23	39.251	0.000
D3	1.46±0.60	4.89±0.42	93.519	0.000
D4	1.45±0.57	4.87±0.44	94.353	0.000
D5	2.29±0.80	4.87±0.44	56.655	0.000

(一)条目 D1 的比较

对照组与干预组的肺结核患者在条目 D1 上的测评分数分别为 1.47±0.60 和 4.88±0.54,经检验,对照组与干预组的肺结核患者在条目 D1 上的差异有统计学意义(t=83.817,P=0.000)。说明,干预措施可以促使肺结核患者将痰吐在盛有消毒液的痰盂内,或吐在卫生纸里包好后焚烧。

(二)条目 D2 的比较

对照组与干预组的肺结核患者在条目 D2 上的测评分数分别为 2.91±1.01 和 4.94±0.23,经检验,对照组与干预组的肺结核患者在条目 D2 上的差异有统计学意义(t=39.251,P=0.000)。说明,干预措施可以促使肺结核患者在咳嗽、喷嚏时捂住口鼻,避免痰液及飞沫四溅。

(三)条目 D3 的比较

对照组与干预组的肺结核患者在条目 D3 上的测评分数分别为 1.46±0.60 和 4.89±0.42,经检验,对照组与干预组的肺结核患者在条目 D3 上的差异有统计学意义(t=93.519,P=0.000)。说明,干预措施可以促使肺结核患者对居所进行定期消毒。

(四)条目 D4 的比较

对照组与干预组的肺结核患者在条目 D4 上的测评分数分别为 1.45±0.57 和 4.87±0.44,经检验,对照组与干预组的肺结核患者在条目 D4 上的差异有统计学意义(t=94.353,P=0.000)。说明,干预措施可以促使肺结核患者对被褥、衣服、餐具等日常用品进行消毒。

(五)条目 D5 的比较

对照组与干预组的肺结核患者在条目 D5 上的测评分数分别为 2.29±0.80 和 4.87±0.44,经检验,对照组与干预组的肺结核患者在条目 D5 上的差异有统计学意义(t=56.655,P=0.000)。说明,干预措施可以促使肺结核患者将生活用品与家人分开搁置。

五、日常生活管理维度

对照组与干预组的肺结核患者在日常生活管理维度的测评分数分别为 23.50±4.40 和 37.28±6.30,经检验,对照组与干预组的肺结核患者的日常生活管理水平不同,后者高于前者,差异有统计学意义(t=35.893,P=0.000)。说明,干预措施可以显著改善肺结核患者的日常生活管理水平。详见表 17.11。

表 17.11　　日常生活管理维度及其条目的比较

项目	对照组	干预组	t 值	P 值
日常生活管理 E	23.50±4.40	37.28±6.30	35.893	0.000
E1	2.89±1.08	4.64±0.92	24.605	0.000
E2	2.92±1.02	4.68±0.84	26.598	0.000
E3	2.95±1.02	4.67±0.85	25.973	0.000
E4	2.98±1.07	4.68±0.85	24.883	0.000
E5	2.91±1.00	4.64±0.90	25.673	0.000
E6	2.97±1.04	4.65±0.87	24.914	0.000
E7	2.93±1.02	4.64±0.90	25.143	0.000
E8	2.96±0.98	4.68±0.84	26.638	0.000

(一)条目 E1 的比较

对照组与干预组的肺结核患者在条目 E1 上的测评分数分别为 2.89±1.08 和 4.64±0.92,经检验,对照组与干预组的肺结核患者在条目 E1 上的差异有统计学意义(t=24.605,P=0.000)。说明,干预措施可以促使肺结核患者科学平衡饮食,不偏食。

(二)条目 E2 的比较

对照组与干预组的肺结核患者在条目 E2 上的测评分数分别为 2.92±1.02 和 4.68±0.84,经检验,对照组与干预组的肺结核患者在条目 E2 上的差异有统计学意义(t=26.598,P=0.000)。说明,干预措施可以促使肺结核患者增加高热能饮食。

(三)条目 E3 的比较

对照组与干预组的肺结核患者在条目 E3 上的测评分数分别为 2.95±1.02 和 4.67±0.85,经检验,对照组与干预组的肺结核患者在条目 E3 上的差异有统计学意义(t=25.973,P=0.000)。说明,干预措施可以促使肺结核患者增加奶制品、瘦肉、豆制品和其他优质蛋白质的摄入。

(四)条目 E4 的比较

对照组与干预组的肺结核患者在条目 E4 上的测评分数分别为 2.98±1.07 和 4.68±0.85,经检验,对照组与干预组的肺结核患者在条目 E4 上的差异有统计学意义(t=24.883,P=0.000)。说明,干预措施可以促使肺结核患者在饮食中增加新鲜蔬菜、水果的摄入,补充充足的维生素。

(五)条目 E5 的比较

对照组与干预组的肺结核患者在条目 E5 上的测评分数分别为 2.91±1.00

和4.64±0.90，经检验，对照组与干预组的肺结核患者在条目E5上的差异有统计学意义(t=25.673，P=0.000)。说明，干预措施可以促使肺结核患者注意钙、铁的补充，增加奶类、豆类食品的摄入。

（六）条目E6的比较

对照组与干预组的肺结核患者在条目E6上的测评分数分别为2.97±1.04和4.65±0.87，经检验，对照组与干预组的肺结核患者在条目E6上的差异有统计学意义(t=24.914，P=0.000)。说明，干预措施可以促使肺结核患者根据身体状况调节运动。

（七）条目E7的比较

对照组与干预组的肺结核患者在条目E7上的测评分数分别为2.93±1.02和4.64±0.90，经检验，对照组与干预组的肺结核患者在条目E7上的差异有统计学意义(t=25.143，P=0.000)。说明，干预措施可以促使肺结核患者根据天气变化，及时增减衣服，预防感冒。

（八）条目E8的比较

对照组与干预组的肺结核患者在条目E8上的测评分数分别为2.96±0.98和4.68±0.84，经检验，对照组与干预组的肺结核患者在条目E8上的差异有统计学意义(t=26.638，P=0.000)。说明，干预措施可以促使肺结核患者定时通风换气，保持居所的空气新鲜及阳光充足。

六、情绪管理维度

对照组与干预组的肺结核患者在情绪管理维度的测评分数分别为11.68±2.63和19.56±1.24，经检验，对照组与干预组的肺结核患者的情绪管理水平不同，后者高于前者，差异有统计学意义(t=54.199，P=0.000)。说明，干预措施可以显著改善肺结核患者的情绪管理水平。详见表17.12。

表17.12　情绪管理维度及其条目的比较

项目	对照组	干预组	t值	P值
情绪管理F	11.68±2.63	19.56±1.24	54.199	0.000
F1	3.05±1.07	4.89±0.45	31.694	0.000
F2	2.97±1.05	4.89±0.43	34.035	0.000
F3	2.90±1.03	4.90±0.39	36.454	0.000
F4	2.77±0.97	4.88±0.45	39.428	0.000

（一）条目F1的比较

对照组与干预组的肺结核患者在条目F1上的测评分数分别为3.05±1.07

和 4.89±0.45，经检验，对照组与干预组的肺结核患者在条目 F1 上的差异有统计学意义（t=31.694，P=0.000）。说明，干预措施可以促使肺结核患者在心情不好时，将注意力转移到其他想做的事情上。

（二）条目 F2 的比较

对照组与干预组的肺结核患者在条目 F2 上的测评分数分别为 2.97±1.05 和 4.89±0.43，经检验，对照组与干预组的肺结核患者在条目 F2 上的差异有统计学意义（t=34.035，P=0.000）。说明，干预措施可以促使肺结核患者在有烦恼的事情时向亲属或朋友倾诉，寻求帮助。

（三）条目 F3 的比较

对照组与干预组的肺结核患者在条目 F3 上的测评分数分别为 2.90±1.03 和 4.90±0.39，经检验，对照组与干预组的肺结核患者在条目 F3 上的差异有统计学意义（t=36.454，P=0.000）。说明，干预措施可以促使肺结核患者保持良好的情绪和乐观的精神状态。

（四）条目 F4 的比较

对照组与干预组的肺结核患者在条目 F4 上的测评分数分别为 2.77±0.97 和 4.88±0.45，经检验，对照组与干预组的肺结核患者在条目 F4 上的差异有统计学意义（t=39.428，P=0.000）。说明，干预措施可以促使肺结核患者控制自己不向别人发脾气。

第三节　干预的纯效应分析

一、症状管理维度效果评价

对照组症状管理维度的分值前后增长了 0.06%，而干预组症状管理维度的分值前后增长了 59.56%，因此，纯增长率为 59.50%，即干预措施使得肺结核患者在症状管理维度的自我管理水平提高了 59.50%。详见表 17.13。

表 17.13　　症状管理维度各条目的干预效果

项目	对照组			干预组			纯增长率（%）
	分值（前）	分值（后）	增长率（%）	分值（前）	分值（后）	增长率（%）	
A	17.74	17.75	0.06	17.88	28.53	59.56	59.50
A1	2.98	2.95	−1.02	3.00	4.78	59.33	60.35
A2	3.00	3.01	0.33	3.01	4.81	59.80	59.47
A3	2.90	2.90	0.00	2.92	4.68	60.27	60.27

续表

项目	对照组			干预组			纯增长率(%)
	分值(前)	分值(后)	增长率(%)	分值(前)	分值(后)	增长率(%)	
A4	2.92	2.89	−1.04	2.95	4.66	57.97	59.01
A5	3.01	3.05	1.31	3.04	4.80	57.89	56.58
A6	2.93	2.95	0.68	2.97	4.80	61.62	60.94

(一)条目 A1 的干预效果

对照组在条目 A1 上的分值前后降低了 1.02%,而干预组在条目 A1 上的分值前后增长了 59.33%,因此,纯增长率为 60.35%,即干预措施使得肺结核患者在条目 A1 上的自我管理水平提高了 60.35%。

(二)条目 A2 的干预效果

对照组在条目 A2 上的分值前后增长了 0.33%,而干预组在条目 A2 上的分值前后增长了 59.80%,因此,纯增长率为 59.47%,即干预措施使得肺结核患者在条目 A2 上的自我管理水平提高了 59.47%。

(三)条目 A3 的干预效果

对照组在条目 A3 上的分值前后保持不变,而干预组在条目 A3 上的分值前后增长了 60.27%,因此,纯增长率为 60.27%,即干预措施使得肺结核患者在条目 A3 上的自我管理水平提高了 60.27%。

(四)条目 A4 的干预效果

对照组在条目 A4 上的分值前后降低了 1.04%,而干预组在条目 A4 上的分值前后增长了 57.97%,因此,纯增长率为 59.01%,即干预措施使得肺结核患者在条目 A4 上的自我管理水平提高了 59.01%。

(五)条目 A5 的干预效果

对照组在条目 A5 上的分值前后增长了 1.31%,而干预组在条目 A5 上的分值前后增长了 57.89%,因此,纯增长率为 56.58%,即干预措施使得肺结核患者在条目 A5 上的自我管理水平提高了 56.58%。

(六)条目 A6 的干预效果

对照组在条目 A6 上的分值前后增长了 0.68%,而干预组在条目 A6 上的分值前后增长了 61.62%,因此,纯增长率为 60.94%,即干预措施使得肺结核患者在条目 A6 上的自我管理水平提高了 60.94%。

二、信息管理维度效果评价

对照组信息管理维度的分值前后增长了1.26%，而干预组信息管理维度的分值前后增长了67.28%，因此，纯增长率为66.02%，即干预措施使得肺结核患者在信息管理维度的自我管理水平提高了66.02%。详见表17.14。

表17.14　　信息管理维度各条目的干预效果

项目	对照组			干预组			纯增长率(%)
	分值(前)	分值(后)	增长率(%)	分值(前)	分值(后)	增长率(%)	
B	8.61	8.72	1.26	8.65	14.47	67.28	66.02
B1	2.91	2.93	0.68	2.90	4.76	64.14	63.46
B2	2.93	2.95	0.68	2.93	4.76	62.46	61.78
B3	2.83	2.85	0.70	2.83	4.95	74.91	74.21

(一)条目B1的干预效果

对照组在条目B1上的分值前后增长了0.68%，而干预组在条目B1上的分值前后增长了64.14%，因此，纯增长率为63.46%，即干预措施使得肺结核患者在条目B1上的自我管理水平提高了63.46%。

(二)条目B2的干预效果

对照组在条目B2上的分值前后增长了0.68%，而干预组在条目B2上的分值前后增长了62.46%，因此，纯增长率为61.78%，即干预措施使得肺结核患者在条目B2上的自我管理水平提高了61.78%。

(三)条目B3的干预效果

对照组在条目B3上的分值前后增长了0.70%，而干预组在条目B3上的分值前后增长了74.91%，因此，纯增长率为74.21%，即干预措施使得肺结核患者在条目B3上的自我管理水平提高了74.21%。

三、依从性管理维度效果评价

对照组依从性管理维度的分值前后增长了1.67%，而干预组依从性管理维度的分值前后增长了65.52%，因此，纯增长率为63.85%，即干预措施使得肺结核患者在依从性管理维度的自我管理水平提高了63.85%。详见表17.15。

表 17.15　　　　依从性管理维度各条目的干预效果

项目	对照组			干预组			纯增长率(%)
	分值(前)	分值(后)	增长率(%)	分值(前)	分值(后)	增长率(%)	
C	22.99	23.38	1.67	23.29	38.55	65.52	63.85
C1	2.83	2.87	1.39	2.85	4.90	71.93	70.54
C2	2.82	2.86	1.40	2.84	4.83	70.07	68.67
C3	2.86	2.92	2.05	2.90	4.84	66.90	64.84
C4	2.85	2.89	1.38	2.87	4.82	67.94	66.56
C5	2.96	3.01	1.66	3.00	4.76	58.67	57.01
C6	2.92	2.97	1.68	2.96	4.80	62.16	60.48
C7	2.96	3.01	1.66	2.99	4.76	59.20	57.54
C8	2.81	2.86	1.75	2.88	4.85	68.40	66.65

(一)条目 C1 的干预效果

对照组在条目 C1 上的分值前后增长了 1.39%，而干预组在条目 C1 上的分值前后增长了 71.93%，因此，纯增长率为 70.54%，即干预措施使得肺结核患者在条目 C1 上的自我管理水平提高了 70.54%。

(二)条目 C2 的干预效果

对照组在条目 C2 上的分值前后增长了 1.40%，而干预组在条目 C2 上的分值前后增长了 70.07%，因此，纯增长率为 68.67%，即干预措施使得肺结核患者在条目 C2 上的自我管理水平提高了 68.67%。

(三)条目 C3 的干预效果

对照组在条目 C3 上的分值前后增长了 2.05%，而干预组在条目 C3 上的分值前后增长了 66.90%，因此，纯增长率为 64.84%，即干预措施使得肺结核患者在条目 C3 上的自我管理水平提高了 64.84%。

(四)条目 C4 的干预效果

对照组在条目 C4 上的分值前后增长了 1.38%，而干预组在条目 C4 上的分值前后增长了 67.94%，因此，纯增长率为 66.56%，即干预措施使得肺结核患者在条目 C4 上的自我管理水平提高了 66.56%。

(五)条目 C5 的干预效果

对照组在条目 C5 上的分值前后增长了 1.66%，而干预组在条目 C5 上的分值前后增长了 58.67%，因此，纯增长率为 57.01%，即干预措施使得肺结核患者在条目 C5 上的自我管理水平提高了 57.01%。

(六)条目 C6 的干预效果

对照组在条目 C6 上的分值前后增长了 1.68%,而干预组在条目 C6 上的分值前后增长了 62.16%,因此,纯增长率为 60.48%,即干预措施使得肺结核患者在条目 C6 上的自我管理水平提高了 60.48%。

(七)条目 C7 的干预效果

对照组在条目 C7 上的分值前后增长了 1.66%,而干预组在条目 C7 上的分值前后增长了 59.20%,因此,纯增长率为 57.54%,即干预措施使得肺结核患者在条目 C7 上的自我管理水平提高了 57.54%。

(八)条目 C8 的干预效果

对照组在条目 C8 上的分值前后增长了 1.75%,而干预组在条目 C8 上的分值前后增长了 68.40%,因此,纯增长率为 66.65%,即干预措施使得肺结核患者在条目 C8 上的自我管理水平提高了 66.65%。

四、隔离管理维度效果评价

在隔离管理维度上,干预的纯增长率为 156.99%,说明干预措施使得肺结核患者的隔离管理水平提高了 156.99%。详见表 17.16。

表 17.16　隔离管理维度各条目的干预效果

项目	对照组			干预组			纯增长率(%)
	分值(前)	分值(后)	增长率(%)	分值(前)	分值(后)	增长率(%)	
D	9.58	9.58	0.00	9.51	24.44	156.99	156.99
D1	1.47	1.47	0.00	1.45	4.88	236.55	236.55
D2	2.91	2.91	0.00	2.89	4.94	70.93	70.93
D3	1.46	1.46	0.00	1.44	4.89	239.58	239.58
D4	1.45	1.45	0.00	1.44	4.87	238.19	238.19
D5	2.29	2.29	0.00	2.30	4.87	111.74	111.74

条目 D1 的纯增长率为 236.55%,条目 D2 的纯增长率为 70.93%,条目 D3 的纯增长率为 239.58%,条目 D4 的纯增长率为 238.19%,条目 D5 的纯增长率为 111.74%。

五、日常生活管理维度效果评价

对照组日常生活管理维度的分值前后增长了 1.49%,而干预组日常生活管理维度的分值前后增长了 59.25%,因此,纯增长率为 57.76%,即干预措施使得肺结核患者在日常生活管理维度的自我管理水平提高了57.76%。详见表17.17。

表17.17　　日常生活管理维度各条目的干预效果

项目	对照组			干预组			纯增长率(%)
	分值(前)	分值(后)	增长率(%)	分值(前)	分值(后)	增长率(%)	
E	23.15	23.50	1.49	23.41	37.28	59.25	57.76
E1	2.85	2.89	1.38	2.88	4.64	61.11	59.73
E2	2.89	2.92	1.03	2.94	4.68	59.18	58.15
E3	2.91	2.95	1.36	2.94	4.67	58.84	57.49
E4	2.93	2.98	1.68	2.96	4.68	58.11	56.43
E5	2.86	2.91	1.72	2.89	4.64	60.55	58.84
E6	2.92	2.97	1.68	2.95	4.65	57.63	55.94
E7	2.88	2.93	1.71	2.91	4.64	59.45	57.74
E8	2.92	2.96	1.35	2.95	4.68	58.64	57.29

(一)条目E1的干预效果

对照组在条目E1上的分值前后增长了1.38%，而干预组在条目E1上的分值前后增长了61.11%，因此，纯增长率为59.73%，即干预措施使得肺结核患者在条目E1上的自我管理水平提高了59.73%。

(二)条目E2的干预效果

对照组在条目E2上的分值前后增长了1.03%，而干预组在条目E2上的分值前后增长了59.18%，因此，纯增长率为58.15%，即干预措施使得肺结核患者在条目E2上的自我管理水平提高了58.15%。

(三)条目E3的干预效果

对照组在条目E3上的分值前后增长了1.36%，而干预组在条目E3上的分值前后增长了58.84%，因此，纯增长率为57.49%，即干预措施使得肺结核患者在条目E3上的自我管理水平提高了57.49%。

(四)条目E4的干预效果

对照组在条目E4上的分值前后增长了1.68%，而干预组在条目E4上的分值前后增长了58.11%，因此，纯增长率为56.43%，即干预措施使得肺结核患者在条目E4上的自我管理水平提高了56.43%。

(五)条目E5的干预效果

对照组在条目E5上的分值前后增长了1.72%，而干预组在条目E5上的分值前后增长了 60.55%,因此,纯增长率为 58.84%,即干预措施使得肺结核患者在条目 E5 上的自我管理水平提高了 58.84%。

(六)条目 E6 的干预效果

对照组在条目 E6 上的分值前后增长了 1.68%,而干预组在条目 E6 上的分值前后增长了 57.63%,因此,纯增长率为 55.94%,即干预措施使得肺结核患者在条目 E6 上的自我管理水平提高了 55.94%。

(七)条目 E7 的干预效果

对照组在条目 E7 上的分值前后增长了 1.71%,而干预组在条目 E7 上的分值前后增长了 59.45%,因此,纯增长率为 57.74%,即干预措施使得肺结核患者在条目 E7 上的自我管理水平提高了 57.74%。

(八)条目 E8 的干预效果

对照组在条目 E8 上的分值前后增长了 1.35%,而干预组在条目 E8 上的分值前后增长了 58.64%,因此,纯增长率为 57.29%,即干预措施使得肺结核患者在条目 E8 上的自我管理水平提高了 57.29%。

六、情绪管理维度效果评价

在情绪管理维度,干预的纯增长率为 68.33%,说明干预措施使得肺结核患者的情绪管理水平提高了 68.33%。详见表 17.18。

表 17.18　情绪管理维度各条目的干预效果

项目	对照组			干预组			纯增长率(%)
	分值(前)	分值(后)	增长率(%)	分值(前)	分值(后)	增长率(%)	
F	11.68	11.68	0.00	11.62	19.56	68.33	68.33
F1	3.05	3.05	0.00	3.03	4.89	61.39	61.39
F2	2.97	2.97	0.00	2.95	4.89	65.76	65.76
F3	2.90	2.90	0.00	2.89	4.90	69.55	69.55
F4	2.77	2.77	0.00	2.75	4.88	77.45	77.45

条目 F1 的纯增长率为 61.39%,条目 F2 的纯增长率为 65.76%,条目 F3 的纯增长率为 69.55%,条目 F4 的纯增长率为 77.45%。

第十八章　干预效果影响因素分析

第一节　症状管理维度分析

在症状管理维度上，400 名居家治疗肺结核患者在接受针对性的干预措施后，其中 319 名患者干预有效，有效率为 79.8%。

一、单因素分析结果

（一）性别与干预效果

在症状管理维度上，男性肺结核患者的干预有效率相对较高，为 81.9%，而女性肺结核患者的干预有效率则较低，为 72.5%。但检验结果显示，性别不同的肺结核患者，在症状管理维度的干预效果并无统计学差异（$\chi^2=3.610$，$P=0.057$）。详见表 18.1。

表 18.1　　患者干预效果单因素分析（症状管理维度）

项目	干预有效性		有效率（%）	χ^2 值	P 值
	无效	有效			
性别				3.610	0.057
男性	56	253	81.9		
女性	25	66	72.5		
文化水平				8.605	0.013
初中及以下	49	166	77.2		
高中	29	105	78.4		
大专及以上	3	48	94.1		

续表

项目	干预有效性		有效率（%）	χ^2值	P值
	无效	有效			
年龄				12.137	0.007
18～34岁	7	48	87.3		
35～49岁	12	81	87.1		
50～64岁	35	134	79.3		
65岁及以上	27	56	67.5		
婚姻状况				0.285	0.893
未婚	17	76	81.7		
已婚	55	208	79.1		
离异/丧偶	9	35	79.5		
收入水平（元）				37.284	0.000
0～14999	43	63	59.4		
15000～29999	29	152	84.0		
30000及以上	9	104	92.0		
健康教育				11.101	0.001
接受	40	95	70.4		
未接受	41	224	84.5		
督导与否				6.639	0.010
督导	39	204	84.0		
无人督导	42	115	73.2		
治疗类型				0.007	0.931
初治	55	215	79.6		
复治	26	104	80.0		
并发症				0.004	0.950
无	65	255	79.7		
有	16	64	80.0		
户口类型				3.328	0.068
城镇户口	35	103	74.6		

续表

项目	干预有效性		有效率(%)	χ^2值	P值
	无效	有效			
农村户口	46	216	82.4		
贫困户				4.194	0.041
是	19	44	69.8		
否	62	275	81.6		
医疗保险				0.272	0.602
参加	73	281	79.4		
未参加	8	38	82.6		
上网与否				51.021	0.000
上网	41	45	52.3		
不上网	40	274	87.3		

(二)文化水平与干预效果

在症状管理维度上，大专及以上的肺结核患者干预有效率相对较高，为94.1%，其次为高中文化水平的患者，而初中文化水平的患者干预有效率最低，为77.2%。经检验，文化水平不同的患者干预效果也不同，差异有统计学意义(χ^2=8.605，P=0.013)。详见表18.1。

(三)年龄与干预效果

在症状管理维度上，18～34岁的肺结核患者干预有效率相对较高，为87.3%，其次分别为35～49岁和50～64岁的肺结核患者，而65岁及以上的患者有效率最低，为67.5%。经检验，年龄不同的患者干预效果也不同，差异有统计学意义(χ^2=12.137，P=0.007)。详见表18.1。

(四)婚姻状况与干预效果

在症状管理维度上，未婚的肺结核患者干预有效率相对较高，为81.7%，其次为离异/丧偶的患者，而已婚的患者干预有效率最低，为79.1%。但检验结果显示，婚姻状况不同的肺结核患者，在症状管理维度的干预效果并无统计学差异(χ^2=0.285，P=0.893)。详见表18.1。

(五)收入水平与干预效果

在症状管理维度上，年收入30000元以上的肺结核患者干预有效率相对较高，为92.0%，其次为年收入15000～29999元的肺结核患者，而年收入15000元以下的患者有效率最低，为59.4%。经检验，收入水平不同的患者干预效果也不同，差异有统计学意义(χ^2=37.284，P=0.000)。详见表18.1。

(六)健康教育与干预效果

在症状管理维度上,未接受健康教育的肺结核患者的干预有效率相对较高,为 84.5%,而接受健康教育的肺结核患者的干预有效率则较低,为 70.4%。经检验,接受健康教育不同的患者干预效果也不同,差异有统计学意义($\chi^2=11.101$,$P=0.001$)。详见表 18.1。

(七)督导与否与干预效果

在症状管理维度上,有人督导的肺结核患者的干预有效率相对较高,为 84.0%,而无人督导的肺结核患者的干预有效率则较低,为 73.2%。经检验,有人督导与无人督导的患者干预效果也不同,差异有统计学意义($\chi^2=6.639$,$P=0.010$)。详见表 18.1。

(八)治疗类型与干预效果

在症状管理维度上,复治的肺结核患者的干预有效率相对较高,为 80.0%,而初治的肺结核患者的干预有效率则较低,为 79.6%。但检验结果显示,治疗类型不同的肺结核患者,在症状管理维度的干预效果并无统计学差异($\chi^2=0.007$,$P=0.931$)。详见表 18.1。

(九)并发症与干预效果

在症状管理维度上,有并发症的肺结核患者的干预有效率相对较高,为 80.0%,而无并发症的肺结核患者的干预有效率则较低,为 79.7%。但检验结果显示,有无并发症的肺结核患者,在症状管理维度的干预效果并无统计学差异($\chi^2=0.004$,$P=0.950$)。详见表 18.1。

(十)户口类型与干预效果

在症状管理维度上,农村户口的肺结核患者的干预有效率相对较高,为 82.4%,而城镇户口的肺结核患者的干预有效率则较低,为 74.6%。但检验结果显示,户口类型不同的肺结核患者,在症状管理维度的干预效果并无统计学差异($\chi^2=3.328$,$P=0.068$)。详见表 18.1。

(十一)贫困户与干预效果

在症状管理维度上,不是贫困户的肺结核患者的干预有效率相对较高,为 81.6%,而是贫困户的肺结核患者的干预有效率则较低,为 69.8%。经检验,贫困户与非贫困户的患者干预效果也不同,差异有统计学意义($\chi^2=4.194$,$P=0.041$)。详见表 18.1。

(十二)医疗保险与干预效果

在症状管理维度上,未参加医疗保险的肺结核患者的干预有效率相对较高,为 82.6%,而参加医疗保险的肺结核患者的干预有效率则较低,为 79.4%。但检验结果显示,参加与未参加医疗保险的肺结核患者,在症状管理维度的干预效果并无统计学差异($\chi^2=0.272$,$P=0.602$)。详见表 18.1。

（十三）上网与否与干预效果

在症状管理维度上，不上网的肺结核患者的干预有效率相对较高，为87.3%，而上网的肺结核患者的干预有效率则较低，为52.3%。经检验，上网与不上网的患者干预效果也不同，差异有统计学意义（$\chi^2=51.021$，$P=0.000$）。详见表18.1。

综上所述，单因素分析结果初步确定了症状管理维度干预效果的相关因素，分别为文化水平、年龄、收入水平、健康教育、督导、贫困户及上网与否。

二、多因素分析结果

（一）回归模型的构建

以症状管理维度干预的有效性为因变量，以单因素分析中有统计学意义的7个因素为自变量，建立logistic回归模型，详见表18.2。

表18.2　干预效果影响因素的logistic回归模型变量

项目	变量赋值
因变量（干预有效性）	0＝干预无效；2＝干预有效
文化水平	1＝初中及以下；2＝高中；3＝大专及以上
年龄	1＝35岁以下；2＝35～49岁；3＝50～64岁；4＝65岁及以上
收入水平	1＝15000元以下；2＝15000～29999元；3＝30000元及以上
健康教育	1＝接受；2＝未接受
督导	1＝有人督导；2＝无人督导
贫困户	1＝贫困户；2＝非贫困户
上网与否	1＝上网；2＝不上网

（二）回归结果分析

回归结果显示，与肺结核患者症状管理维度干预效果相关的因素有7个，分别为文化水平、年龄、收入水平、健康教育、督导、贫困户及上网，详见表18.3。

表18.3　患者干预效果多因素分析（症状管理维度）

项目	B	S. E.	Wald	Sig.	OR	95%CI	
						下限	上限
文化水平			6.075	0.048			
初中及以下	−1.710	0.694	6.071	0.014	0.181	0.046	0.705
高中	−1.451	0.708	4.198	0.040	0.234	0.059	0.939
年龄			9.089	0.028			

续表

项目	B	S. E.	Wald	Sig.	OR	95%CI	
						下限	上限
18～34 岁	1.323	0.591	5.009	0.025	3.754	1.179	11.958
35～49 岁	1.176	0.499	5.562	0.018	3.241	1.220	8.613
50～64 岁	0.252	0.398	0.400	0.527	1.287	0.589	2.809
收入水平(元)			25.640	0.000			
0～14999	−2.165	0.465	21.690	0.000	0.115	0.046	0.285
15000～29999	−0.897	0.459	3.821	0.051	0.408	0.166	1.002
健康教育	−1.853	0.426	18.919	0.000	0.157	0.068	0.361
督导	1.313	0.401	10.726	0.001	3.718	1.694	8.159
贫困户	−1.111	0.452	6.046	0.014	0.329	0.136	0.798
上网	−1.960	0.353	30.773	0.000	0.141	0.070	0.281
常数	4.313	0.871	24.532	0.000	74.654		

1. 文化水平与干预效果

与对照组即大专及以上文化水平的肺结核患者相比，初中及以下、高中文化水平的肺结核患者症状管理维度干预效果较差，差异有统计学意义。二者的OR值分别为0.181和0.234，说明文化水平越高的肺结核患者症状管理维度干预效果越好。

2. 年龄与干预效果

与对照组即年龄为65岁及以上的肺结核患者相比，18～34岁、35～49岁的肺结核患者症状管理维度干预效果相对较好，差异有统计学意义。二者的OR值分别为3.754和3.241，说明35岁以下肺结核患者症状管理维度干预效果最好，其次为35～49岁的患者。

3. 收入水平与干预效果

与对照组即收入水平为30000元以上的肺结核患者相比，收入水平为15000元以下的肺结核患者症状管理维度干预效果较差，差异有统计学意义(OR=0.115，P=0.000)。

4. 健康教育与干预效果

与对照组即未接受过健康教育的肺结核患者相比，接受过健康教育的肺结核患者症状管理维度干预效果相对较差，差异有统计学意义(OR=0.157，P=0.000)。

5.督导与干预效果

与对照组即无人督导的肺结核患者相比，有人督导的肺结核患者症状管理维度干预效果相对较好，差异有统计学意义（OR＝3.718，P＝0.001）。

6.贫困户与干预效果

与对照组即非贫困户的肺结核患者相比，贫困户的肺结核患者症状管理维度干预效果较差，差异有统计学意义（OR＝0.329，P＝0.014）。

7.上网与干预效果

与对照组即不上网的肺结核患者相比，上网的肺结核患者症状管理维度干预效果较差，差异有统计学意义（OR＝0.141，P＝0.000）。

第二节 信息管理维度分析

在信息管理维度上，400名居家治疗肺结核患者在接受针对性的干预措施后，其中330名患者干预有效，有效率为82.5%。

一、单因素分析结果

（一）性别与干预效果

在信息管理维度，男性肺结核患者的干预有效率相对较高，为85.4%；而女性肺结核患者的干预有效率则较低，为72.5%。经检验，性别不同的患者干预效果也不同，差异有统计学意义（χ^2＝7.479，P＝0.006）。详见表18.4。

表18.4 患者干预效果单因素分析（信息管理维度）

项目	干预有效性		有效率（%）	χ^2值	P值
	无效	有效			
性别				7.479	0.006
男性	45	264	85.4		
女性	25	66	72.5		
文化水平				2.362	0.326
初中及以下	40	175	81.4		
高中	25	109	81.3		
大专及以上	5	46	90.2		
年龄				11.423	0.009
18～34岁	4	51	92.7		

续表

项目	干预有效性		有效率(%)	χ^2值	P值
	无效	有效			
35～49岁	14	79	84.9		
50～64岁	28	141	83.4		
65岁及以上	24	59	71.1		
婚姻状况				0.073	0.979
未婚	16	77	82.8		
已婚	47	216	82.1		
离异/丧偶	7	37	84.1		
收入水平(元)				22.292	0.000
0～14999	34	72	67.9		
15000～29999	27	154	85.1		
30000及以上	9	104	92.0		
健康教育				9.599	0.002
接受	35	100	74.1		
未接受	35	230	86.8		
督导与否				2.184	0.139
督导	37	206	84.8		
无人督导	33	124	79.0		
治疗类型				0.005	0.944
初治	47	223	82.6		
复治	23	107	82.3		
并发症				0.110	0.740
无	57	263	82.2		
有	13	67	83.8		
户口类型				0.614	0.433
城镇户口	27	111	80.4		
农村户口	43	219	83.6		

续表

项目	干预有效性		有效率(%)	χ^2值	P值
	无效	有效			
贫困户				7.381	0.007
是	19	44	69.8		
否	51	286	84.9		
医疗保险				0.000	1.000
参加	62	292	82.5		
未参加	8	38	82.6		
上网与否				58.549	0.000
上网	41	45	52.3		
不上网	29	285	90.8		

(二)文化水平与干预效果

在信息管理维度上，大专及以上的肺结核患者干预有效率相对较高，为90.2%，其次为初中及以下文化水平的患者，而高中文化水平的患者干预有效率最低，为81.3%。但检验结果显示，文化水平不同的肺结核患者，在信息管理维度的干预效果并无统计学差异($\chi^2=2.362$，$P=0.326$)。详见表18.4。

(三)年龄与干预效果

在信息管理维度上，18～34岁的肺结核患者干预有效率相对较高，为92.7%，其次分别为35～49岁和50～64岁的肺结核患者，而65岁及以上的患者有效率最低，为71.1%。经检验，年龄不同的患者干预效果也不同，差异有统计学意义($\chi^2=11.423$，$P=0.009$)。详见表18.4。

(四)婚姻状况与干预效果

在信息管理维度上，离异/丧偶的肺结核患者干预有效率相对较高，为84.1%，其次为未婚的患者，而已婚的患者干预有效率最低，为82.1%。但检验结果显示，婚姻状况不同的肺结核患者，在信息管理维度的干预效果并无统计学差异($\chi^2=0.073$，$P=0.979$)。详见表18.4。

(五)收入水平与干预效果

在信息管理维度上，年收入30000元以上的肺结核患者干预有效率相对较高，为92.0%，其次为年收入15000～29999元的肺结核患者，而年收入15000元以下的患者有效率最低，为67.9%。经检验，收入水平不同的患者干预效果也不同，差异有统计学意义($\chi^2=22.292$，$P=0.000$)。详见表18.4。

(六)健康教育与干预效果

在信息管理维度上,未接受健康教育的肺结核患者的干预有效率相对较高,为86.8%,而接受健康教育的肺结核患者的干预有效率则较低,为74.1%。经检验,接受健康教育不同的患者干预效果也不同,差异有统计学意义(χ^2=9.599,P=0.002)。详见表18.4。

(七)督导与否与干预效果

在信息管理维度上,有人督导的肺结核患者的干预有效率相对较高,为84.8%,而无人督导的肺结核患者的干预有效率则较低,为79.0%。但检验结果显示,有人督导与无人督导的肺结核患者,在信息管理维度的干预效果并无统计学差异(χ^2=2.184,P=0.139)。详见表18.4。

(八)治疗类型与干预效果

在信息管理维度上,初治的肺结核患者的干预有效率相对较高,为82.6%,而复治的肺结核患者的干预有效率则较低,为82.3%。但检验结果显示,治疗类型不同的肺结核患者,在信息管理维度的干预效果并无统计学差异(χ^2=0.005,P=0.944)。详见表18.4。

(九)并发症与干预效果

在信息管理维度上,有并发症的肺结核患者的干预有效率相对较高,为83.8%,而无并发症的肺结核患者的干预有效率则较低,为82.2%。但检验结果显示,有无并发症的肺结核患者,在信息管理维度的干预效果并无统计学差异(χ^2=0.110,P=0.740)。详见表18.4。

(十)户口类型与干预效果

在信息管理维度上,农村户口的肺结核患者的干预有效率相对较高,为83.6%,而城镇户口的肺结核患者的干预有效率则较低,为80.4%。但检验结果显示,户口类型不同的肺结核患者,在信息管理维度的干预效果并无统计学差异(χ^2=0.641,P=0.433)。详见表18.4。

(十一)贫困户与干预效果

在信息管理维度上,不是贫困户的肺结核患者的干预有效率相对较高,为84.9%,而是贫困户的肺结核患者的干预有效率则较低,为69.8%。经检验,贫困户与非贫困户的患者干预效果也不同,差异有统计学意义(χ^2=7.381,P=0.007)。详见表18.4。

(十二)医疗保险与干预效果

在信息管理维度上,未参加医疗保险的肺结核患者的干预有效率相对较高,为82.6%,而参加医疗保险的肺结核患者的干预有效率则较低,为82.5%。但检验结果显示,参加与未参加医疗保险的肺结核患者,在信息管理维度的干预效果并无统计学差异(χ^2=0.000,P=1.000)。详见表18.4。

（十三）上网与否与干预效果

在信息管理维度上，不上网的肺结核患者的干预有效率相对较高，为90.8%，而上网的肺结核患者的干预有效率则较低，为52.3%。经检验，上网与不上网的患者干预效果也不同，差异有统计学意义（$\chi^2=58.549$，$P=0.000$）。详见表18.4。

综上所述，单因素分析结果初步确定了信息管理维度干预效果的相关因素，分别为性别、年龄、收入水平、健康教育、贫困户及上网与否。

二、多因素分析结果

（一）回归模型的构建

以信息管理维度干预的有效性为因变量，以单因素分析中有统计学意义的6个因素为自变量，建立logistic回归模型，详见表18.5。

表18.5　干预效果影响因素的logistic回归模型变量

项目	变量赋值
因变量(干预有效性)	0=干预无效;2=干预有效
性别	1=男性;2=女性
年龄	1=35岁以下;2=35～49岁;3=50～64岁;4=65岁及以上
收入水平	1=15000元以下;2=15000～29999元;3=30000元及以上
健康教育	1=接受;2=未接受
贫困户	1=贫困户;2=非贫困户
上网与否	1=上网;2=不上网

（二）回归结果分析

回归结果显示，与肺结核患者信息管理维度干预效果相关的因素有5个，分别为年龄、收入水平、健康教育、贫困户及上网，详见表18.6。

表18.6　患者干预效果多因素分析(信息管理维度)

项目	B	S. E.	Wald	Sig.	OR	95%CI	
						下限	上限
男性	0.731	0.377	3.763	0.052	2.077	0.992	4.345
年龄			9.959	0.019			
18～34岁	1.953	0.677	8.314	0.004	7.047	1.869	26.571
35～49岁	0.700	0.474	2.180	0.140	2.014	0.795	5.102
50～64岁	0.123	0.411	0.090	0.764	1.131	0.505	2.531

续表

项目	B	S. E.	Wald	Sig.	OR	95%CI	
						下限	上限
收入水平(元)			14.091	0.001			
0～14999	−1.612	0.462	12.190	0.000	0.199	0.081	0.493
15000～29999	−0.660	0.460	2.063	0.151	0.517	0.210	1.272
健康教育	−0.904	0.371	5.934	0.015	0.405	0.196	0.838
贫困户	−1.801	0.431	17.442	0.000	0.165	0.071	0.384
上网	−2.484	0.359	47.960	0.000	0.083	0.041	0.168
常数	3.043	0.659	21.338	0.000	20.966		

1. 年龄与干预效果

与对照组即年龄为 65 岁以上的肺结核患者相比，18～34 岁的肺结核患者信息管理维度干预效果相对较好，差异有统计学意义（OR＝7.047，P＝0.004）。

2. 收入水平与干预效果

与对照组即收入水平为 30000 元以上的肺结核患者相比，收入水平为 15000 元以下的肺结核患者信息管理维度干预效果较差，差异有统计学意义（OR＝0.199，P＝0.000）。

3. 健康教育与干预效果

与对照组即未接受过健康教育的肺结核患者相比，接受过健康教育的肺结核患者信息管理维度干预效果相对较差，差异有统计学意义（OR＝0.405，P＝0.015）。

4. 贫困户与干预效果

与对照组即非贫困户的肺结核患者相比，贫困户的肺结核患者信息管理维度干预效果较差，差异有统计学意义（OR＝0.165，P＝0.000）。

5. 上网与干预效果

与对照组即不上网的肺结核患者相比，上网的肺结核患者信息管理维度干预效果较差，差异有统计学意义（OR＝0.083，P＝0.000）。

第三节　依从性管理维度分析

在依从性管理维度，400 名居家治疗肺结核患者在接受针对性的干预措施后，其中 303 名患者干预有效，有效率为 75.75%。

一、单因素分析结果

(一)性别与干预效果

在依从性管理维度上，男性肺结核患者的干预有效率相对较高，为78.3%，而女性肺结核患者的干预有效率则较低，为67.0%。经检验，性别不同的患者干预效果也不同，差异有统计学意义($\chi^2=4.647$，$P=0.031$)。详见表18.7。

表18.7 患者干预效果单因素分析(依从性管理维度)

项目	干预有效性		有效率(%)	χ^2值	P值
	无效	有效			
性别				4.647	0.031
男性	67	242	78.3		
女性	30	61	67.0		
文化水平				40.191	0.000
初中及以下	41	174	80.9		
高中	24	110	82.1		
大专及以上	32	19	37.3		
年龄				38.661	0.000
18～34岁	4	51	92.7		
35～49岁	25	68	73.1		
50～64岁	28	141	83.4		
65岁及以上	40	43	51.8		
婚姻状况				0.257	0.905
未婚	21	72	77.4		
已婚	66	197	74.9		
离异/丧偶	10	34	77.3		
收入水平(元)				11.647	0.003
0～14999	39	67	63.2		
15000～29999	36	145	80.1		
30000及以上	22	91	80.5		
健康教育				0.309	0.578

续表

项目	干预有效性		有效率(%)	χ^2值	P值
	无效	有效			
接受	35	100	74.1		
未接受	62	203	76.6		
督导与否				22.262	0.000
督导	39	204	84.0		
无人督导	58	99	63.1		
治疗类型				0.017	0.896
初治	66	204	75.6		
复治	31	99	76.2		
并发症				0.169	0.681
无	79	241	75.3		
有	18	62	77.5		
户口类型				3.419	0.064
城镇户口	41	97	70.3		
农村户口	56	206	78.6		
贫困户				25.326	0.000
是	32	31	49.2		
否	65	272	80.7		
医疗保险				0.094	0.759
参加	85	269	76.0		
未参加	12	34	73.9		
上网与否				14.907	0.000
上网	35	51	59.3		
不上网	62	252	80.3		

(二)文化水平与干预效果

在依从性管理维度上,高中文化水平的肺结核患者干预有效率相对较高,为82.1%,其次为初中及以下文化水平的患者,而大专及以上文化水平的患者干预有效率最低,为37.3%。经检验,文化水平不同的患者干预效果也不同,差异有统计学意义($\chi^2=40.191$,$P=0.000$)。详见表18.7。

(三)年龄与干预效果

在依从性管理维度上，18～34 岁的肺结核患者干预有效率相对较高，为92.7%，其次分别为 35～49 岁和 50～64 岁的肺结核患者，而 65 岁及以上的患者有效率最低，为 51.8%。经检验，年龄不同的患者干预效果也不同，差异有统计学意义($\chi^2=38.661, P=0.000$)。详见表 18.7。

(四)婚姻状况与干预效果

在依从性管理维度上，未婚的肺结核患者干预有效率相对较高，为77.4 %，其次为离异/丧偶的患者，而已婚的患者干预有效率最低，为 74.9%。但检验结果显示，婚姻状况不同的肺结核患者，在依从性管理维度的干预效果并无统计学差异($\chi^2=0.257, P=0.905$)。详见表 18.7。

(五)收入水平与干预效果

在依从性管理维度上，年收入 30000 元以上的肺结核患者干预有效率相对较高，为 80.5%，其次为年收入 15000～29999 元的肺结核患者，而收入为 15000 元以下的患者有效率最低，为 63.2%。经检验，收入水平不同的患者干预效果也不同，差异有统计学意义($\chi^2=11.647, P=0.003$)。详见表 18.7。

(六)健康教育与干预效果

在依从性管理维度上，未接受健康教育的肺结核患者的干预有效率相对较高，为 76.6%，而接受健康教育的肺结核患者的干预有效率则较低，为 74.1%。但检验结果显示，健康教育不同的肺结核患者，在依从性管理维度的干预效果并无统计学差异($\chi^2=0.309, P=0.578$)。详见表 18.7。

(七)督导与否与干预效果

在依从性管理维度上，有人督导的肺结核患者的干预有效率相对较高，为84.0%，而无人督导的肺结核患者的干预有效率则较低，为 63.1%。经检验，有人督导与无人督导的患者干预效果也不同，差异有统计学意义($\chi^2=22.262, P=0.000$)。详见表 18.7。

(八)治疗类型与干预效果

在依从性管理维度上，复治的肺结核患者的干预有效率相对较高，为76.2%，而初治的肺结核患者的干预有效率则较低，为 75.6%。但检验结果显示，治疗类型不同的肺结核患者，在依从性管理维度的干预效果并无统计学差异($\chi^2=0.017, P=0.896$)。详见表 18.7。

(九)并发症与干预效果

在依从性管理维度上，有并发症的肺结核患者的干预有效率相对较高，为77.5%，而无并发症的肺结核患者的干预有效率则较低，为 75.3%。但检验结果显示，有无并发症的肺结核患者，在依从性管理维度的干预效果并无统计学差异($\chi^2=0.169, P=0.681$)。详见表 18.7。

(十)户口类型与干预效果

在依从性管理维度上,农村户口的肺结核患者的干预有效率相对较高,为78.6%,而城镇户口的肺结核患者的干预有效率则较低,为70.3%。但检验结果显示,户口类型不同的肺结核患者,在依从性管理维度的干预效果并无统计学差异($\chi^2=3.419$,$P=0.064$)。详见表18.7。

(十一)贫困户与干预效果

在依从性管理维度上,不是贫困户的肺结核患者的干预有效率相对较高,为80.7%,而是贫困户的肺结核患者的干预有效率则较低,为49.2%。经检验,贫困户与非贫困户的患者干预效果也不同,差异有统计学意义($\chi^2=25.326$,$P=0.000$)。详见表18.7。

(十二)医疗保险与干预效果

在依从性管理维度上,参加医疗保险的肺结核患者的干预有效率相对较高,为76.0%,而未参加医疗保险的肺结核患者的干预有效率则较低,为73.9%。但检验结果显示,参加与未参加医疗保险的肺结核患者,在依从性管理维度的干预效果并无统计学差异($\chi^2=0.094$,$P=0.759$)。详见表18.7。

(十三)上网与否与干预效果

在依从性管理维度上,不上网的肺结核患者的干预有效率相对较高,为80.3%,而上网的肺结核患者的干预有效率则较低,为59.3%。经检验,上网与不上网的患者干预效果也不同,差异有统计学意义($\chi^2=14.907$,$P=0.000$)。详见表18.7。

二、多因素分析结果

(一)回归模型的构建

以依从性管理维度干预的有效性为因变量,以单因素分析中有统计学意义的7个因素为自变量,建立logistic回归模型,详见表18.8。

表18.8　干预效果影响因素的logistic回归模型变量

项目	变量赋值
因变量(干预有效性)	0=干预无效;2=干预有效
性别	1=男性;2=女性
文化水平	1=初中及以下;2=高中;3=大专及以上
年龄	1=35岁以下;2=35～49岁;3=50～64岁;4=65岁及以上
收入水平	1=15000元以下;2=15000～29999元;3=30000元及以上
督导	1=有人督导;2=无人督导
贫困户	1=贫困户;2=非贫困户
上网与否	1=上网;2=不上网

（二）回归结果分析

回归结果显示，与肺结核患者依从性管理维度干预效果相关的因素有 7 个，分别为性别、文化水平、年龄、收入水平、督导、贫困户及上网，详见表 18.9。

表 18.9　　患者干预效果多因素分析（依从性管理维度）

项目	B	S. E.	Wald	Sig.	OR	95%CI	
						下限	上限
男性	0.848	0.361	5.512	0.019	2.336	1.150	4.742
文化水平			39.881	0.000			
初中及以下	2.959	0.471	39.431	0.000	19.277	7.655	48.543
高中	2.465	0.504	23.947	0.000	11.760	4.382	31.558
年龄			22.306	0.000			
18～34 岁	3.066	0.674	20.691	0.000	21.458	5.726	80.418
35～49 岁	0.496	0.415	1.426	0.232	1.642	0.728	3.704
50～64 岁	0.853	0.379	5.067	0.024	2.348	1.117	4.936
收入水平（元）			8.638	0.013			
0～14999	−1.008	0.401	6.315	0.012	0.365	0.166	0.801
15000～29999	−0.116	0.385	0.090	0.764	0.891	0.419	1.895
督导	1.366	0.363	14.154	0.000	3.918	1.924	7.980
贫困户	−1.216	0.389	9.773	0.002	0.297	0.138	0.635
上网	−2.124	0.368	33.281	0.000	0.120	0.058	0.246
常数	−2.099	0.619	11.512	0.001	0.123		

1. 性别与干预效果

与对照组即女性肺结核患者相比，男性肺结核患者依从性管理维度干预效果相对较好，差异有统计学意义（OR＝2.336，P＝0.019）。

2. 文化水平与干预效果

与对照组即大专及以上文化水平的肺结核患者相比，初中及以下、高中文化水平的肺结核患者症状管理维度干预效果较好，差异有统计学意义。二者的

OR 值分别为 19.277 和 11.760，说明文化水平越高的肺结核患者症状管理维度干预效果越差。

3.年龄与干预效果

与对照组即年龄为 65 岁及以上的肺结核患者相比，18～34 岁、50～64 岁的肺结核患者症状管理维度干预效果相对较好，差异有统计学意义。二者的 OR 值分别为 21.458 和 2.348，说明 35 岁以下肺结核患者症状管理维度干预效果最好，其次为 50～64 岁的患者。

4.收入水平与干预效果

与对照组即收入水平为 30000 元以上的肺结核患者相比，收入水平为 15000 元以下的肺结核患者症状管理维度干预效果较差，差异有统计学意义（OR＝0.365，P＝0.012）。

5.督导与干预效果

在依从性管理维度，与对照组即无人督导的肺结核患者相比，有人督导的肺结核患者干预效果相对较好，差异有统计学意义（OR＝3.918，P＝0.000）。

6.贫困户与干预效果

与对照组即非贫困户的肺结核患者相比，贫困户的肺结核患者症状管理维度干预效果较差，差异有统计学意义（OR＝0.297，P＝0.002）。

7.上网与干预效果

在依从性管理维度，与对照组即不上网的肺结核患者相比，上网的肺结核患者干预效果较差，差异有统计学意义（OR＝0.120，P＝0.000）。

第四节　隔离管理维度分析

在隔离管理维度，400 名居家治疗肺结核患者在接受针对性的干预措施后，其中 327 名患者干预有效，有效率为 81.75%。

一、单因素分析结果

（一）性别与干预效果

在隔离管理维度上，女性肺结核患者的干预有效率相对较高，为 87.9%，而男性肺结核患者的干预有效率则较低，为 79.9%。但检验结果显示，性别不同的肺结核患者，在隔离管理维度的干预效果并无统计学差异（χ^2＝3.230，P＝0.072）。详见表 18.10。

表 18.10　　　　　患者干预效果单因素分析(隔离管理维度)

项目	干预有效性		有效率(%)	χ^2值	P值
	无效	有效			
性别				3.230	0.072
男性	62	247	79.9		
女性	11	80	87.9		
文化水平				3.245	0.199
初中及以下	37	178	82.8		
高中	22	112	83.6		
大专及以上	14	37	72.5		
年龄				4.108	0.247
18～34 岁	5	50	90.9		
35～49 岁	17	76	81.7		
50～64 岁	33	136	80.5		
65 岁及以上	18	65	78.3		
婚姻状况				0.159	0.941
未婚	18	75	80.6		
已婚	47	216	82.1		
离异/丧偶	8	36	81.8		
收入水平(元)				9.634	0.008
0～14999	28	78	73.6		
15000～29999	22	159	87.8		
30000 及以上	23	90	79.6		
健康教育				0.010	0.921
接受	25	110	81.5		
未接受	48	217	81.9		
督导与否				20.688	0.000
督导	27	216	88.9		
无人督导	46	111	70.7		

续表

项目	干预有效性		有效率(%)	χ^2值	P 值
	无效	有效			
治疗类型				0.006	0.939
初治	49	221	81.9		
复治	24	106	81.5		
并发症				0.038	0.845
无	59	261	81.6		
有	14	66	82.5		
户口类型				5.578	0.018
城镇户口	34	104	75.4		
农村户口	39	223	85.1		
贫困户				6.273	0.012
是	5	58	92.1		
否	68	269	79.8		
医疗保险				0.026	0.872
参加	65	289	81.6		
未参加	8	38	82.6		
上网与否				1.758	0.185
上网	20	66	76.7		
不上网	53	261	83.1		

(二)文化水平与干预效果

在隔离管理维度上，高中文化水平的肺结核患者干预有效率相对较高，为83.6%，其次为初中及以下文化水平的患者，而大专及以上文化水平的患者干预有效率最低，为72.5%。但检验结果显示，文化水平不同的肺结核患者，在隔离管理维度的干预效果并无统计学差异($\chi^2=3.245$，$P=0.199$)。详见表18.10。

(三)年龄与干预效果

在隔离管理维度上，18～34岁的肺结核患者干预有效率相对较高，为90.9%，其次分别为35～49岁和50～64岁的肺结核患者，而65岁及以上的患者有效率最低，为78.3%。但检验结果显示，年龄不同的肺结核患者，在隔离管理维度的干预效果并无统计学差异($\chi^2=4.108, P=0.247$)。详见表 18.10。

(四)婚姻状况与干预效果

在隔离管理维度上,已婚的肺结核患者干预有效率相对较高,为 82.1%,其次为离异/丧偶的患者,而未婚的患者干预有效率最低,为 80.6%。但检验结果显示,婚姻状况不同的肺结核患者,在隔离管理维度的干预效果并无统计学差异($\chi^2=0.159, P=0.941$)。详见表 18.10。

(五)收入水平与干预效果

在隔离管理维度上,年收入 15000～29999 元的肺结核患者干预有效率相对较高,为 87.8%,其次为年收入 30000 元以上的肺结核患者,而年收入 15000 元以下的患者有效率最低,为 73.6%。经检验,收入水平不同的患者干预效果也不同,差异有统计学意义($\chi^2=9.634, P=0.008$)。详见表 18.10。

(六)健康教育与干预效果

在隔离管理维度上,未接受健康教育的肺结核患者的干预有效率相对较高,为 81.9%,而接受健康教育的肺结核患者的干预有效率则较低,为 81.5%。但检验结果显示,健康教育不同的肺结核患者,在隔离管理维度的干预效果并无统计学差异($\chi^2=0.010, P=0.921$)。详见表 18.10。

(七)督导与否与干预效果

在隔离管理维度上,有人督导的肺结核患者的干预有效率相对较高,为 88.9%,而无人督导的肺结核患者的干预有效率则较低,为 70.7%。经检验,有人督导与无人督导的患者干预效果也不同,差异有统计学意义($\chi^2=20.688$, $P=0.000$)。详见表 18.10。

(八)治疗类型与干预效果

在隔离管理维度上,初治的肺结核患者的干预有效率相对较高,为 81.9%,而复治的肺结核患者的干预有效率则较低,为 81.5%。但检验结果显示,治疗类型不同的肺结核患者,在隔离管理维度的干预效果并无统计学差异($\chi^2=0.006, P=0.939$)。详见表 18.10。

(九)并发症与干预效果

在隔离管理维度上,有并发症的肺结核患者的干预有效率相对较高,为 82.5%,而无并发症的肺结核患者的干预有效率则较低,为 81.6%。但检验结果显示,有无并发症的肺结核患者,在隔离管理维度的干预效果并无统计学差异($\chi^2=0.038, P=0.845$)。详见表 18.10。

(十)户口类型与干预效果

在隔离管理维度上,农村户口的肺结核患者的干预有效率相对较高,为 85.1%,而城镇户口的肺结核患者的干预有效率则较低,为 75.4%。经检验,户口类型不同的患者干预效果也不同,差异有统计学意义($\chi^2=5.578, P=$

0.018)。详见表 18.10。

(十一)贫困户与干预效果

在隔离管理维度上,是贫困户的肺结核患者的干预有效率相对较高,为 92.1%,而不是贫困户的肺结核患者的干预有效率则较低,为 79.8%。经检验,贫困户与非贫困户的患者干预效果也不同,差异有统计学意义($\chi^2=6.273$,$P=0.012$)。详见表 18.10。

(十二)医疗保险与干预效果

在隔离管理维度上,未参加医疗保险的肺结核患者的干预有效率相对较高,为 82.6%,而参加医疗保险的肺结核患者的干预有效率则较低,为 81.6%。但检验结果显示,参加与未参加医疗保险的肺结核患者,在隔离管理维度的干预效果并无统计学差异($\chi^2=0.026$,$P=0.872$)。详见表 18.10。

(十三)上网与否与干预效果

在隔离管理维度上,不上网的肺结核患者的干预有效率相对较高,为 83.1%,而上网的肺结核患者的干预有效率则较低,为 76.7%。但检验结果显示,上网与不上网的肺结核患者,在隔离管理维度的干预效果并无统计学差异($\chi^2=1.758$,$P=0.185$)。详见表 18.10。

综上所述,单因素分析结果显示,在隔离管理维度上,与干预效果相关的因素为收入水平、督导、户口类型及贫困户。

二、多因素分析结果

(一)回归模型的构建

以隔离管理维度干预的有效性为因变量,以单因素分析中有统计学意义的 4 个因素为自变量,建立 logistic 回归模型,详见表 18.11。

表 18.11　干预效果影响因素的 logistic 回归模型变量

项目	变量赋值
因变量(干预有效性)	0=干预无效;2=干预有效
收入水平	1=15000 元以下;2=15000~29999 元;3=30000 元及以上
督导	1=有人督导;2=无人督导
户口类型	1=城镇户口;2=农村户口
贫困户	1=贫困户;2=非贫困户

(二)回归结果分析

回归结果显示,与肺结核患者隔离管理维度干预效果相关的因素有 4 个,分别为收入水平、督导、户口类型及贫困户,详见表 18.12。

表 18.12　　　　患者干预效果多因素分析(隔离管理维度)

项目	B	S. E.	Wald	Sig.	OR	95%CI	
						下限	上限
收入水平(元)			11.233	0.004			
0～14999	−0.324	0.346	0.880	0.348	0.723	0.367	1.424
15000～29999	0.794	0.350	5.151	0.023	2.212	1.114	4.389
督导	1.471	0.289	25.980	0.000	4.352	2.472	7.661
城镇户口	−0.679	0.285	5.654	0.017	0.507	0.290	0.888
贫困户	1.801	0.520	12.014	0.001	6.055	2.187	16.763
常数	0.579	0.305	3.607	0.058	1.784		

1. 收入水平与干预效果

与对照组即收入水平为 30000 元以上的肺结核患者相比，收入水平为15000～29999元的肺结核患者症状管理维度干预效果较好，差异有统计学意义(OR=2.212，P=0.023)。

2. 督导与干预效果

在隔离管理维度上，与对照组即无人督导的肺结核患者相比，有人督导的肺结核患者干预效果相对较好，差异有统计学意义(OR=4.352，P=0.000)。

3. 户口类型与干预效果

在隔离管理维度上，与对照组即农村户口的肺结核患者相比，城镇户口的肺结核患者干预效果相对较差，差异有统计学意义(OR=0.507，P=0.017)。

4. 贫困户与干预效果

与对照组即非贫困户的肺结核患者相比，贫困户的肺结核患者症状管理维度干预效果较好，差异有统计学意义(OR=6.055，P=0.001)。

第五节　日常生活管理维度分析

在日常生活管理维度，400 名居家治疗肺结核患者在接受针对性的干预措施后，其中 326 名患者干预有效，有效率为 81.50%。

一、单因素分析结果

(一)性别与干预效果

在日常生活管理维度，男性肺结核患者的干预有效率相对较高，为 85.8%；而女性肺结核患者的干预有效率则较低，为 67.0%。经检验，性别不同的患者干预效果也不同,差异有统计学意义($\chi^2=14.796, P=0.000$)。详见表 18.13。

表 18.13　　患者干预效果单因素分析(日常生活管理维度)

项目	干预有效性		有效率(%)	χ^2值	P值
	无效	有效			
性别				14.796	0.000
男性	44	265	85.8		
女性	30	61	67.0		
文化水平				4.779	0.090
初中及以下	42	173	80.5		
高中	28	106	79.1		
大专及以上	4	47	92.2		
年龄				3.199	0.360
18～34 岁	13	42	76.4		
35～49 岁	21	72	77.4		
50～64 岁	27	142	84.0		
65 岁及以上	13	70	84.3		
婚姻状况				0.810	0.669
未婚	20	73	78.5		
已婚	47	216	82.1		
离异/丧偶	7	37	84.1		
收入水平(元)				1.487	0.470
0～14999	21	85	80.2		
15000～29999	29	152	84.0		
30000 及以上	24	89	78.8		
健康教育				7.180	0.007
接受	35	100	74.1		
未接受	39	226	85.3		
督导与否				12.640	0.000
督导	58	185	76.1		

续表

项目	干预有效性		有效率(%)	χ^2值	P值
	无效	有效			
无人督导	16	141	89.9		
治疗类型				0.648	0.421
初治	47	223	82.6		
复治	27	103	79.2		
并发症				0.004	0.949
无	59	261	81.6		
有	15	65	81.3		
户口类型				0.021	0.886
城镇户口	25	113	81.9		
农村户口	49	213	81.3		
贫困户				4.559	0.033
是	6	57	90.5		
否	68	269	79.8		
医疗保险				0.039	0.844
参加	65	289	81.6		
未参加	9	37	80.4		
上网与否				15.112	0.000
上网	29	57	66.3		
不上网	45	269	85.7		

(二)文化水平与干预效果

在日常生活管理维度上,大专及以上文化水平的肺结核患者干预有效率相对较高,为92.2%,其次为初中及以下文化水平的患者,而高中水平的患者干预有效率最低,为79.1%。但检验结果显示,文化水平不同的肺结核患者,在日常生活管理维度的干预效果并无统计学差异($\chi^2=4.779$,$P=0.090$)。详见表18.13。

(三)年龄与干预效果

在日常生活管理维度上,65岁及以上的肺结核患者干预有效率相对较高,为84.3%,其次分别为35～49岁和50～64岁的肺结核患者,而18岁以下的患者有效率最低，为76.4%。但检验结果显示，年龄不同的肺结核患者，在日常生活管理维度的干预效果并无统计学差异（$\chi^2=3.199$，$P=0.360$）。详见表18.13。

（四）婚姻状况与干预效果

在日常生活管理维度上，离异/丧偶的肺结核患者干预有效率相对较高，为84.1%，其次为已婚的患者，而未婚的患者干预有效率最低，为78.5%。但检验结果显示，婚姻状况不同的肺结核患者，在日常生活管理维度的干预效果并无统计学差异（$\chi^2=0.810$，$P=0.669$）。详见表18.13。

（五）收入水平与干预效果

在日常生活管理维度上，年收入15000～29999元的肺结核患者干预有效率相对较高，为84.0%，其次为年收入15000元以下的肺结核患者，而收入为30000元以上的患者有效率最低，为78.8%。但检验结果显示，收入水平不同的肺结核患者，在日常生活管理维度的干预效果并无统计学差异（$\chi^2=1.487$，$P=0.470$）。详见表18.13。

（六）健康教育与干预效果

在日常生活管理维度上，未接受健康教育的肺结核患者的干预有效率相对较高，为85.3%，而接受健康教育的肺结核患者的干预有效率则较低，为74.1%。经检验，健康教育不同的患者干预效果也不同，差异有统计学意义（$\chi^2=7.180$，$P=0.007$）。详见表18.13。

（七）督导与否与干预效果

在日常生活管理维度上，无人督导的肺结核患者的干预有效率相对较高，为89.9%，而有人督导的肺结核患者的干预有效率则较低，为76.1%。经检验，有人督导与无人督导的患者干预效果也不同，差异有统计学意义（$\chi^2=12.640$，$P=0.000$）。详见表18.13。

（八）治疗类型与干预效果

在日常生活管理维度上，初治的肺结核患者的干预有效率相对较高，为82.6%，而复治的肺结核患者的干预有效率则较低，为79.2%。但检验结果显示，治疗类型不同的肺结核患者，在日常生活管理维度的干预效果并无统计学差异（$\chi^2=0.648$，$P=0.421$）。详见表18.13。

（九）并发症与干预效果

在日常生活管理维度上，无并发症的肺结核患者的干预有效率相对较高，为81.6%，而有并发症的肺结核患者的干预有效率则较低，为81.3%。但检验结果显示，有无并发症的肺结核患者，在日常生活管理维度的干预效果并无统计学差异（$\chi^2=0.004$，$P=0.949$）。详见表18.13。

（十）户口类型与干预效果

在日常生活管理维度上，城镇户口的肺结核患者的干预有效率相对较高，为81.9%，而农村户口的肺结核患者的干预有效率则较低，为81.3%。但检验结果显示，户口类型不同的肺结核患者，在日常生活管理维度的干预效果并无统计学差异（$\chi^2=0.021$，$P=0.886$）。详见表18.13。

（十一）贫困户与干预效果

在日常生活管理维度上，是贫困户的肺结核患者的干预有效率相对较高，为90.5%，而不是贫困户的肺结核患者的干预有效率则较低，为79.8%。经检验，贫困户与非贫困户的患者干预效果也不同，差异有统计学意义（$\chi^2=4.559$，$P=0.033$）。详见表18.13。

（十二）医疗保险与干预效果

在日常生活管理维度上，参加医疗保险的肺结核患者的干预有效率相对较高，为81.6%，而未参加医疗保险的肺结核患者的干预有效率则较低，为80.4%。但检验结果显示，参加与未参加医疗保险的肺结核患者，在日常生活管理维度的干预效果并无统计学差异（$\chi^2=0.039$，$P=0.844$）。详见表18.13。

（十三）上网与否与干预效果

在日常生活管理维度上，不上网的肺结核患者的干预有效率相对较高，为85.7%，而上网的肺结核患者的干预有效率则较低，为66.3%。经检验，上网与不上网的患者干预效果也不同，差异有统计学意义（$\chi^2=15.112$，$P=0.000$）。详见表18.13。

二、多因素分析结果

（一）回归模型的构建

以日常生活管理维度干预的有效性为因变量，以单因素分析中有统计学意义的5个因素为自变量，建立logistic回归模型，详见表18.14。

表18.14　　干预效果影响因素的logistic回归模型变量

项目	变量赋值
因变量（干预有效性）	0＝干预无效；2＝干预有效
性别	1＝男性；2＝女性
健康教育	1＝接受；2＝不接受
督导	1＝有人督导；2＝无人督导
贫困户	1＝贫困户；2＝非贫困户
上网与否	1＝上网；2＝不上网

(二)回归结果分析

回归结果显示,与肺结核患者日常生活管理维度干预效果相关的因素有3个,分别为性别、督导及上网,详见表18.15。

表18.15　　患者干预效果多因素分析(日常生活管理维度)

项目	B	S. E.	Wald	Sig.	OR	95%CI	
						下限	上限
男性	1.001	0.304	10.875	0.001	2.721	1.501	4.933
健康教育	−0.021	0.306	0.005	0.945	0.979	0.538	1.783
督导	−0.676	0.338	4.013	0.045	0.509	0.262	0.985
贫困户	0.544	0.483	1.271	0.260	1.723	0.669	4.439
上网	−1.011	0.296	11.707	0.001	0.364	0.204	0.649
常数	1.448	0.395	13.457	0.000	4.257		

1.性别与干预效果

与对照组即女性肺结核患者相比,男性肺结核患者信息管理维度干预效果相对较好,差异有统计学意义(OR=2.721,P=0.001)。

2.督导与干预效果

在日常生活管理维度,与对照组即无人督导的肺结核患者相比,有人督导的肺结核患者干预效果相对较差,差异有统计学意义(OR=0.509,P=0.045)。

3.上网与否与干预效果

与对照组即不上网的肺结核患者相比,上网的肺结核患者症状管理维度干预效果较差,差异有统计学意义(OR=0.364,P=0.001)。

第六节　情绪管理维度分析

在情绪管理维度上,400名肺结核患者中,有333名患者自我管理测评分数达到满分,即对干预措施有效,干预有效率为83.3%。

一、单因素分析结果

(一)性别与干预效果

在情绪管理维度上,男性肺结核患者的干预有效率相对较高,为85.1%;而女性肺结核患者干预有效率则相对较低,为76.9%。但检验结果显示,不同性别的肺结核患者在情绪管理维度的干预效果并无统计学差异(χ^2=3.186,P=0.074)。详见表18.16。

表 18.16　　　患者干预效果单因素分析(情绪管理维度)

项目	干预有效性		有效率(%)	χ^2值	P值
	无效	有效			
性别				3.186	0.074
男性	46	263	85.1		
女性	21	70	76.9		
文化水平				52.165	0.000
初中及以下	21	194	90.2		
高中	17	117	87.3		
大专及以上	29	22	43.1		
年龄				29.274	0.000
18～34 岁	4	51	92.7		
35～49 岁	22	71	76.3		
50～64 岁	14	155	91.7		
65 岁及以上	27	56	67.5		
婚姻状况				0.266	0.898
未婚	14	79	84.9		
已婚	46	217	82.5		
离异/丧偶	7	37	84.1		
收入水平(元)				2.611	0.260
0～14999	23	83	78.3		
15000～29999	26	155	85.6		
30000 及以上	18	95	84.1		
健康教育				0.451	0.502
接受	25	110	81.5		
未接受	42	223	84.2		
督导与否				8.419	0.004
督导	30	213	87.7		
无人督导	37	120	76.4		
治疗类型				0.399	0.527

续表

项目	干预有效性		有效率（%）	χ^2值	P值
	无效	有效			
初治	43	227	84.1		
复治	24	106	81.5		
并发症				0.671	0.413
无	56	264	82.5		
有	11	69	86.3		
户口类型				4.773	0.029
城镇户口	31	107	77.5		
农村户口	36	226	86.3		
贫困户				1.509	0.219
是	14	49	77.8		
否	53	284	84.3		
医疗保险				0.090	0.765
参加	60	294	83.1		
未参加	7	39	84.8		
上网与否				17.350	0.000
上网	28	58	67.4		
不上网	39	275	87.6		

（二）文化水平与干预效果

在情绪管理维度上，初中及以下文化水平的肺结核患者干预有效率最高，为90.2%，其次为高中文化水平的肺结核患者，而大专及以上文化水平的肺结核患者干预有效率最低，为43.1%。检验结果显示，不同文化水平的肺结核患者干预效果也不同，差异有统计学意义（$\chi^2=52.165$，$P=0.000$）。总体趋势为：文化水平越高的肺结核患者在情绪管理维度的干预效果反而越差。详见表18.16。

（三）年龄与干预效果

在情绪管理维度上，35岁以下的肺结核患者干预有效率最高，为92.7%，其次为50～64岁的肺结核患者，而65岁及以上的肺结核患者干预有效率最低，为67.5%。经检验，不同年龄组的肺结核患者在情绪管理维度的干预效果也不同,差异有统计学意义($\chi^2=29.274, P=0.000$)。详见表 18.16。

(四)婚姻状况与干预效果

在情绪管理维度上,未婚的肺结核患者干预有效率最高,为 84.9%,其次为离异/丧偶的肺结核患者,而已婚的肺结核患者干预有效率最低,为 82.5%。但检验结果显示,婚姻状况不同的肺结核患者在情绪管理维度的干预效果并无统计学差异($\chi^2=0.266, P=0.898$)。详见表 18.16。

(五)收入水平与干预效果

在情绪管理维度上,年收入 15000~29999 元的肺结核患者干预有效率最高,为 85.6%,其次为年收入 30000 元及以上的肺结核患者,而年收入 15000 元以下的肺结核患者干预有效率最低,为 78.3%。但检验结果显示,收入水平不同的肺结核患者在情绪管理维度的干预效果并无统计学差异($\chi^2=2.611, P=0.260$)。详见表 18.16。

(六)健康教育与干预效果

在情绪管理维度上,未接受过健康教育的肺结核患者干预有效率较高,为 84.2%,而接受过健康教育的肺结核患者干预有效率则较低,为 81.5%。但检验结果显示,接受与未接受过健康教育的肺结核患者,在情绪管理维度的干预效果并无统计学差异($\chi^2=0.451, P=0.502$)。详见表 18.16。

(七)督导与干预效果

在情绪管理维度上,有人督导的肺结核患者干预有效率较高,为 87.7%,而无人督导的肺结核患者干预有效率则相对较低,为 76.4%。经检验,有人督导与无人督导的肺结核患者,在情绪管理维度的干预效果也不同,前者高于后者,差异有统计学意义($\chi^2=8.419, P=0.004$)。详见表 18.16。

(八)治疗类型与干预效果

在情绪管理维度上,初治肺结核患者干预有效率较高,为 84.1%,而复治肺结核患者干预有效率则相对较低,为 81.5%。但检验结果显示,治疗类型不同的肺结核患者,在情绪管理维度的干预效果并无统计学差异($\chi^2=0.399, P=0.527$)。详见表 18.16。

(九)并发症与干预效果

在情绪管理维度上,有并发症的肺结核患者干预有效率较高,为 86.3%,而无并发症的肺结核患者干预有效率则相对较低,为 82.5%。但检验结果显示,有并发症与无并发症的肺结核患者,在情绪管理维度的干预效果并无统计学差异($\chi^2=0.671, P=0.413$)。详见表 18.16。

(十)户口类型与干预效果

在情绪管理维度上,农村户口的肺结核患者干预有效率较高,为 86.3%,而城镇户口的肺结核患者干预有效率则相对较低,为 77.5%。检验结果显示,户口类型不同的肺结核患者，在情绪管理维度的干预效果也不同，前者高于后者，差异有统计学意义（$\chi^2=4.773$，$P=0.029$）。详见表 18.16。

（十一）贫困户与干预效果

在情绪管理维度上，不是贫困户的肺结核患者干预有效率较高，为 84.3%，而是贫困户的肺结核患者干预有效率则相对较低，为 77.8%。但检验结果显示，贫困户与非贫困户的肺结核患者，在情绪管理维度的干预效果并无统计学差异（$\chi^2=1.509$，$P=0.219$）。详见表 18.16。

（十二）医疗保险与干预效果

在情绪管理维度上，参加与未参加医疗保险的肺结核患者，干预有效率分别为 83.1%和 84.8%，检验结果显示，参加与未参加医疗保险的肺结核患者，在情绪管理维度的干预效果并无统计学差异（$\chi^2=0.090$，$P=0.765$）。详见表 18.16。

（十三）上网与干预效果

在情绪管理维度上，不上网的肺结核患者干预有效率较高，为 87.6%，而上网的肺结核患者干预有效率则较低，为 67.4%。检验结果显示，上网与不上网的肺结核患者，在情绪管理维度的干预效果也不同，后者高于前者，差异有统计学意义（$\chi^2=17.350$，$P=0.000$）。详见表 18.16。

二、多因素分析结果

（一）回归模型的构建

以情绪管理维度干预的有效性为因变量，以单因素分析中有统计学意义的 5 个因素为自变量，建立 logistic 回归模型，详见表 18.17。

表 18.17　　干预效果影响因素的 logistic 回归模型变量

项目	变量赋值
因变量（干预有效性）	0＝干预无效；2＝干预有效
文化水平	1＝初中及以下；2＝高中；3＝大专及以上
年龄	1＝35 岁以下；2＝35～49 岁；3＝50～64 岁；4＝65 岁及以上
督导	1＝有人督导；2＝无人督导
户口类型	1＝城镇户口；2＝农村户口
上网与否	1＝上网；2＝不上网

（二）回归结果分析

回归结果显示，与肺结核患者情绪管理维度干预效果相关的因素有 4 个，分别为文化水平、年龄、督导及上网，详见表 18.18。

表 18.18　　患者干预效果多因素分析(情绪管理维度)

项目	B	S. E.	Wald	Sig.	OR	95%CI	
						下限	上限
文化水平			52.945	0.000			
初中及以下	3.508	0.486	52.054	0.000	33.394	12.875	86.614
高中	2.692	0.506	28.277	0.000	14.765	5.474	39.827
年龄			16.411	0.001			
18～34 岁	1.969	0.631	9.750	0.002	7.166	2.082	24.667
35～49 岁	0.007	0.436	0.000	0.988	1.007	0.429	2.365
50～64 岁	1.140	0.448	6.473	0.011	3.127	1.299	7.528
督导	1.119	0.372	9.069	0.003	3.062	1.478	6.344
城镇户口	−0.267	0.345	0.597	0.440	0.766	0.389	1.507
上网	−2.456	0.400	37.698	0.000	0.086	0.039	0.188
常数	−1.210	0.468	6.692	0.010	0.298		

1. 文化水平与干预效果

与对照组即大专及以上文化水平的肺结核患者相比，初中及以下、高中文化水平的肺结核患者情绪管理维度干预效果相对较好，差异有统计学意义。二者的 OR 值分别为 33.394 和 14.765，说明文化水平越高的肺结核患者情绪管理维度干预效果越差。

2. 年龄与干预效果

与对照组即年龄在 65 岁及以上的肺结核患者相比，35 岁以下、50～64 岁的肺结核患者，在情绪管理维度的干预效果相对较好，差异有统计学意义。二者的 OR 值分别为 7.166 和 3.127，说明 35 岁以下的肺结核患者在情绪管理维度的干预效果最好，其次为 50～64 岁的肺结核患者。

3. 督导与干预效果

与对照组即无人督导的肺结核患者相比，有人督导的肺结核患者情绪管理维度干预效果相对较好，差异有统计学意义（OR=3.062，P=0.003）。

4. 上网与干预效果

与对照组即不上网的肺结核患者相比，上网的肺结核患者情绪管理维度干预效果较差，差异有统计学意义（OR=0.086，P=0.000）。

第七节 自我管理行为分析

在自我管理行为维度，400名肺结核患者中，有207名患者自我管理测评分数达到满分，即对干预措施有效，干预有效率为51.75%。

一、单因素分析结果

(一)性别与干预效果

在自我管理行为维度上，男性肺结核患者的干预有效率相对较高，为53.40%，而女性肺结核患者干预有效率则相对较低，为46.15%。但检验结果显示，不同性别的肺结核患者在自我管理行为维度的干预效果并无统计学差异(χ^2=1.477，P=0.224)。详见表18.19。

表18.19 患者自我管理行为干预效果单因素分析

项目	干预有效性		有效率(%)	χ^2值	P值
	无效	有效			
性别				1.477	0.224
男性	144	165	53.40		
女性	49	42	46.15		
文化水平				14.374	0.001
初中及以下	99	116	53.95		
高中	57	77	57.46		
大专及以上	37	14	27.45		
年龄				20.067	0.000
18～34岁	19	36	65.45		
35～49岁	48	45	48.39		
50～64岁	70	99	58.58		
65岁及以上	56	27	32.53		
婚姻状况				0.072	0.988
未婚	44	49	52.69		
已婚	128	135	51.33		
离异/丧偶	21	23	52.27		

续表

项目	干预有效性		有效率(%)	χ^2值	P值
	无效	有效			
收入水平(元)				11.663	0.003
0～14999	64	42	39.62		
15000～29999	72	109	60.22		
30000及以上	57	56	49.56		
健康教育				0.367	0.545
接受	68	67	49.63		
未接受	125	140	52.83		
督导与否				24.688	0.000
督导	93	150	61.73		
无人督导	100	57	36.31		
治疗类型				0.236	0.627
初治	128	142	52.59		
复治	65	65	50.00		
并发症				0.010	0.920
无	154	166	51.88		
有	39	41	51.25		
户口类型				3.927	0.048
城镇户口	76	62	44.93		
农村户口	117	145	55.34		
贫困户				4.377	0.036
是	38	25	39.68		
否	155	182	54.01		
医疗保险				0.004	0.951
参加	171	183	51.69		
未参加	22	24	52.17		
上网与否				12.604	0.000
上网	56	30	34.88		
不上网	137	177	56.37		

(二)文化水平与干预效果

在自我管理行为维度上，高中文化水平的肺结核患者干预有效率最高，为

57.46%，其次为初中及以下文化水平的肺结核患者，而大专及以上文化水平的肺结核患者干预有效率最低，为27.45%。检验结果显示，不同文化水平的肺结核患者干预效果也不同，差异有统计学意义（$\chi^2=14.374$，$P=0.001$）。详见表18.19。

（三）年龄与干预效果

在自我管理行为维度上，35岁以下的肺结核患者干预有效率最高，为65.45%，其次为50～64岁的肺结核患者，而65岁及以上的肺结核患者干预有效率最低，为32.53%。经检验，不同年龄组的肺结核患者在自我管理行为维度的干预效果也不同，差异有统计学意义（$\chi^2=20.067$，$P=0.000$）。详见表18.19。

（四）婚姻状况与干预效果

在自我管理行为维度上，未婚、已婚及离异/丧偶的肺结核患者，干预有效率分别为52.69%、51.33%和52.27%。但检验结果显示，婚姻状况不同的肺结核患者在自我管理行为维度的干预效果并无统计学差异（$\chi^2=0.072$，$P=0.988$）。详见表18.19。

（五）收入水平与干预效果

在自我管理行为维度上，年收入15000～29999元的肺结核患者干预有效率最高，为60.22%，其次为年收入30000元及以上的肺结核患者，而年收入15000元以下的肺结核患者干预有效率最低，为39.62%。检验结果显示，收入水平不同的肺结核患者在自我管理行为维度的干预效果也不同，差异有统计学意义（$\chi^2=11.663$，$P=0.003$）。详见表18.19。

（六）健康教育与干预效果

在自我管理行为维度上，未接受过健康教育的肺结核患者干预有效率较高，为52.83%，而接受过健康教育的肺结核患者干预有效率则较低，为49.63%。但检验结果显示，接受与未接受过健康教育的肺结核患者，在自我管理行为维度的干预效果并无统计学差异（$\chi^2=0.367$，$P=0.545$）。详见表18.19。

（七）督导与干预效果

在自我管理行为维度上，有人督导的肺结核患者干预有效率较高，为61.73%，而无人督导的肺结核患者干预有效率则相对较低，为36.31%。经检验，有人督导与无人督导的肺结核患者，在自我管理行为维度的干预效果也不同，前者高于后者，差异有统计学意义（$\chi^2=24.688$，$P=0.000$）。详见表18.19。

（八）治疗类型与干预效果

在自我管理行为维度上，初治肺结核患者干预有效率较高，为52.59%，而复治肺结核患者干预有效率则相对较低，为 50.00%。但检验结果显示，治疗类型不同的肺结核患者，在自我管理行为维度的干预效果并无统计学差异（$\chi^2=0.236$，$P=0.627$）。详见表 18.19。

（九）并发症与干预效果

在自我管理行为维度上，有并发症与无并发症的肺结核患者，干预有效率分别为 51.25%和 51.88%，检验结果显示，有并发症与无并发症的肺结核患者，在自我管理行为维度的干预效果并无统计学差异（$\chi^2=0.010$，$P=0.920$）。详见表 18.19。

（十）户口类型与干预效果

在自我管理行为维度上，农村户口的肺结核患者干预有效率较高，为 55.34%，而城镇户口的肺结核患者干预有效率则相对较低，为 44.93%。检验结果显示，户口类型不同的肺结核患者，在自我管理行为维度的干预效果也不同，差异有统计学意义（$\chi^2=3.927$，$P=0.048$）。详见表 18.19。

（十一）贫困户与干预效果

在自我管理行为维度上，不是贫困户的肺结核患者干预有效率较高，为 54.01%，而是贫困户的肺结核患者干预有效率则相对较低，为 39.68%。检验结果显示，贫困户与非贫困户的肺结核患者，在自我管理行为维度的干预效果也不同，差异有统计学意义（$\chi^2=4.377$，$P=0.036$）。详见表 18.19。

（十二）医疗保险与干预效果

在自我管理行为维度上，参加与未参加医疗保险的肺结核患者，干预有效率分别为 51.69%和 52.17%，但检验结果显示，参加与未参加医疗保险的肺结核患者，在自我管理行为维度的干预效果并无统计学差异（$\chi^2=0.004$，$P=0.951$）。详见表 18.19。

（十三）上网与干预效果

在自我管理行为维度上，不上网的肺结核患者干预有效率较高，为 56.37%，而上网的肺结核患者干预有效率则较低，为 34.88%。检验结果显示，上网与不上网的肺结核患者，在自我管理行为维度的干预效果也不同，后者高于前者，差异有统计学意义（$\chi^2=12.604$，$P=0.000$）。详见表 18.19。

二、多因素分析结果

（一）回归模型的构建

以自我管理行为维度干预的有效性为因变量，以单因素分析中有统计学意义的 7 个因素为自变量，建立 logistic 回归模型，详见表 18.20。

表 18.20　　干预效果影响因素的 logistic 回归模型变量

项目	变量赋值
因变量(干预有效性)	0＝干预无效;2＝干预有效
文化水平	1＝初中及以下;2＝高中;3＝大专及以上
年龄	1＝35 岁以下;2＝35～49 岁;3＝50～64 岁;4＝65 岁及以上
收入水平	1＝15000 元以下;2＝15000～29999 元;3＝30000 元及以上
督导	1＝有人督导;2＝无人督导
户口类型	1＝城镇户口;2＝农村户口
贫困户	1＝贫困户;2＝非贫困户
上网与否	1＝上网;2＝不上网

(二)回归结果分析

回归结果显示,与肺结核患者自我管理行为维度干预效果相关的因素有 5 个,分别为文化水平、年龄、收入水平、督导及上网,详见表 18.21。

表 18.21　　患者自我管理行为干预效果多因素分析

项目	B	S. E.	Wald	Sig.	OR	95%CI	
						下限	上限
文化水平			13.735	0.001			
初中及以下	1.110	0.415	7.148	0.008	3.035	1.345	6.850
高中	1.503	0.407	13.638	0.000	4.494	2.024	9.978
年龄			11.742	0.008			
18～34 岁	1.320	0.413	10.231	0.001	3.744	1.667	8.409
35～49 岁	0.306	0.350	0.763	0.382	1.357	0.684	2.694
50～64 岁	0.632	0.311	4.130	0.042	1.881	1.023	3.461
收入水平(元)			9.801	0.007			
0～14999	−0.306	0.303	1.017	0.313	0.737	0.407	1.335
15000～29999	0.534	0.269	3.949	0.047	1.707	1.007	2.891
督导	1.147	0.263	18.978	0.000	3.147	1.879	5.272
城镇户口	−0.396	0.245	2.613	0.106	0.673	0.416	1.088
贫困户	−0.109	0.338	0.103	0.748	0.897	0.462	1.741
上网	−1.235	0.282	19.123	0.000	0.291	0.167	0.506
常数	−2.077	0.499	17.325	0.000	0.125		

1. 文化水平与干预效果

在自我管理行为维度上，与对照组即大专及以上文化水平的肺结核患者相比，初中及以下、高中文化水平的肺结核患者，干预效果相对较好，差异有统计学意义。二者的 OR 值分别为 3.035 和 4.494，说明高中文化水平的肺结核患者干预效果最好，其次为初中及以下文化水平的患者，而大专及以上文化水平的肺结核患者干预效果最差。

2. 年龄与干预效果

与对照组即年龄为 65 岁及以上的肺结核患者相比，18～34 岁及 50～64 岁的肺结核患者，自我管理行为维度干预效果相对较好，差异有统计学意义。二者的 OR 值分别为 3.744 和 1.881，说明 35 岁以下的肺结核患者干预效果最好，其次为 50～64 岁的肺结核患者。

3. 收入水平与干预效果

在自我管理行为维度，与对照组即 30000 元及以上收入的肺结核患者相比，年收入 15000～29999 元的肺结核患者干预效果相对较好，差异有统计学意义（OR＝1.707，P＝0.047）。

4. 督导与干预效果

与对照组即无人督导的肺结核患者相比，有人督导的肺结核患者自我管理行为维度干预效果相对较好，差异有统计学意义（OR＝3.147，P＝0.000）。

5. 上网与干预效果

与对照组即不上网的肺结核患者相比，上网的肺结核患者自我管理行为维度干预效果较差，差异有统计学意义（OR＝0.291，P＝0.000）。

第十九章 讨 论

第一节 量表编制的合理性

对一个新编制量表的科学性和合理性进行评价，主要参考依据为心理测量学的方法及标准（包括编制的策略和方法、测验的结构和内容、测验的信效度等），如果满足以上方法及标准，则编制的量表较为科学、合理。本研究在对肺结核患者自我管理行为量表进行评价时，均对以上方法和标准进行了讨论。

一、量表的整体构思与设计原则

（一）量表的整体构思

编制肺结核患者自我管理行为量表的目的旨在能够较为准确地测评肺结核患者的自我管理水平，明确肺结核患者自我管理中的薄弱环节，从而为采取针对性的干预措施提供科学、有效的依据。

目前，自我管理行为量表及问卷编制的理论基础主要为 Bandura 的社会认知理论、自我效能理论和自我决定理论。Bandura 认为：个体的活动是认知、行为和环境三个变量不断相互作用的结果。个体对外在影响的反应有消极的也有积极的，而外在环境也会因为个体的反应而发生改变。其中个体的影响包括个人的信念（比如自我效能感）、知识以及情绪情感（比如抑郁等）。个体行为的采取与自我效能密切相关，自我效能水平越高，行为的采取、维系和努力程度越高。众多研究显示，自我效能水平是行为产生与改变的强预测因子，通过认知行为干预进行自我效能训练，有助于提高患者的自我效能，从而改善自我管理行为和生活质量。Farrell 等在一群特定慢性病患者中开展自我管理项目，结果显示，通过提高患者的自我效能，有助于患者形成正确的自我管理行为，并最终改善健康状况。

本研究基于 Bandura 的社会认知理论、自我效能理论以及自我决定理论，借鉴国内外自我管理相关研究结果，确定肺结核患者自我管理行为量表编制的理论框架，并在此基础上，对肺结核患者自我管理行为的操作性定义进行了界定。同时，通过深入分析国内外同类文献，并结合对肺结核患者关键人物的访谈，认为自我管理行为包括症状管理、信息管理、依从性管理、隔离管理、日常生活管理、情绪管理6个方面，结合理论基础，假设这6个方面为本量表的6个维度。从量表内容来看，本研究以相关成熟的理论为指导，借鉴了相关成熟量表，并结合我国肺结核患者的实际情况进行量表设计、建立条目池，因此，研究者认为所编量表具有较高的科学性。

（二）条目设计原则

研究肺结核患者的自我管理问题，需要对该群体的自我管理行为及自我效能进行标准化测量与评价。因此，本研究根据我国肺结核患者的实际情况，编制适用的自我管理测评量表，在建立条目池时，收集尽可能多的与自我管理密切相关的因素，并充分考虑到肺结核的特殊性。

二、量表条目分析

量表的信效度在很大程度上取决于该量表选择条目的科学性，而条目分析作为对各条目的质量进行评价的主要手段，是量表编制成功与否的关键环节。所谓“质”的分析就是考察条目的内容和形式，即条目的选择和编写要符合测验的目的和对象。所谓“量”的分析就是采用统计分析的方法对条目的品质进行分析，即条目的区分度，以作为条目筛选和修正的依据。

（一）质的分析

在条目的收集与筛选过程中，研究者首先对相关文献尤其是自我管理测评方面的文献进行了深入的分析与研究。在条目收集技术、内容表述及形式方面形成了自己的构思，确定采用半定式访谈肺结核患者作为条目的主要来源，这样可以真实地反映出被试者的感受与行为，使条目内容的真实性与可靠性得到保证，同时参考相关标准化量表的条目，使之更符合测量学的要求。内容评价方面，对收集到的条目一一进行分析，反复研究，考虑每个条目可能会受到的潜在变量的影响。另外，在本量表条目确定过程中，采用专家评定、小样本预试等方法，反复推敲、修改，以提高每个条目对其所属自我管理行为的代表性。因此，条目的内容效度得到了有效保证。

（二）量的分析

在条目量的分析方面，本研究主要采用两种方法考察了条目的区分度：一是条目高低分组临界比（即CR值），二是条目平均值与总分间的相关性。条目高、低分组之间t检验结果显示，除条目T12的CR值的差异没有统计学意义（$P>0.05$）外，其余各条目决断值均具有统计学意义（$P<0.05$）。条目平均值

与总分之间的相关性，不仅可以反映条目的鉴别力，而且还可以作为测验内部一致性的一个指标，本量表条目平均值与总分之间的相关分析表明，除条目T12的平均值与总分的相关系数外，其余各条目平均值与总分的相关系数均具有统计学意义（$P<0.05$）。两组结果表明，本量表删除不符合保留标准的条目后的其他条目的区分度良好，符合心理测量学要求，保留的条目结合因子分析继续进行修改、完善。

在因子分析时，根据以下4个标准进一步删除条目：①因子负荷值小于0.4；②共同度小于0.2；③具有多重负荷，且负荷值比较接近；④因子归类不当。因子分析结果显示，T18、T20、T26、T27、T34和T40共6个指标不符合以上标准，予以剔除。通过以上分析，条目的“量”即条目的品质得到了较好的保证。

三、信度检验

所谓测验的信度，即可靠性，它是测量反映被测特征的真实程度的指标，有人称之为测验的准确性，也有人把信度作为测验结果的稳定性和一致性指标。

信度是一个相对概念，并非绝对的有或无，而是一个程度上多或少的问题。没有一个问卷或量表是绝对可靠的。信度的大小用信度系数表示，测量结果受误差影响程度越小，信度系数就越大，信度也就越好，即测量工具就越可靠，测量结果也就越可信。不过，信度系数要达到多少才能认为问卷或量表可靠不能一概而论，应视具体情况具体分析。最理想的情况是信度系数达到1.00，但是在现实情况下这是不可能的。从测量学角度而言，总量表的信度系数最好在0.80以上，0.70～0.80之间是可以接受的范围；分量表的信度系数最好在0.70以上，0.60～0.70之间也可以接受。

（一）克朗巴赫α系数

衡量一个测验是否具备理想效度的首要条件是条目间高度的内在一致性，即条目的同质性。条目的同质性可以通过克朗巴赫α系数与分半信度来反映。其中，克朗巴赫α系数是反映测验信度的最重要的指标，一般不能低于0.70。研究结果显示，总量表的克朗巴赫a系数为0.872，6个因子的克朗巴赫a系数在0.703～0.804之间。相关文献表明，慢性病自我管理行为量表的克朗巴赫α系数为0.78，由此可见，本量表的克朗巴赫α系数是优良的，超过了同类量表的信度，符合测量学要求。

（二）分半信度

分半信度是将测验项目分数分成两半，进行相关检验，相关系数越高表示信度越高。本量表各因子分半信度在0.801～0.852之间，总量表分半信度为0.911。一般认为，分半信度系数在0.80左右或以上较好。

（三）重测信度

重测信度主要用于检验量表跨时间的稳定性。本研究对40位肺结核患者在完成第一次测试后14天再次进行测量，各维度前后两次得分的重测信度系数为0.798～0.923。总量表的重测信度为0.933，均具有统计学意义（$P<0.01$）。而慢性病自我管理行为量表的重测信度系数在0.71～0.81之间，说明本量表在跨越一段时间后仍然具有相当的稳定性，符合重测信度的衡量标准。

四、效度检验

测量的效度是指测量结果的有效性程度，也就是已测到的质和量与主试者欲测的质和量相符合的程度。效度的验证方法有多种。本研究选用最基本的3种效度形式：内容效度、结构效度和效标效度，对肺结核患者自我管理测评量表的效度进行检验。

（一）内容效度

内容效度是指条目对欲测的内容或行为的代表性程度，即评估所选的条目是否能够充分代表所要测试的心理特质。在本研究中是指每一个条目、每一个维度是否准确表达了相关的自我管理问题。本量表的条目库来自于严密的理论构思和实践调查，是在全面分析国内外相关领域文献资料的基础上，结合我国社会文化背景，并综合考虑半定式访谈结果后提出的。通过专家组对所测条目根据五级评分法进行评定、判断各条目能否达到所测的目的，条目是否具有代表性，通过评定的结果确定本次编制量表的内容效度，对有歧义的条目予以备注及提出修改建议。而且，在量表初稿形成的过程中，还进行了一次小样本试测，再次对量表的条目进行审查和修改，最终形成自我管理量表的初稿。因此，本量表应该具有较高的内容效度。

（二）结构效度

结构效度也称“构想效度”或“理论效度”，是指测量工具反映概念和命题内部结构的程度，它一般是通过测量结果与理论假设相比较来检验的。为了考察量表的结构效度，本研究从如下两方面来检验：

1.相关性分析

条目与各因子、各因子间及各因子与总量表的相关性分析结果显示，各因子间相关系数在0.305～0.647之间，各因子与量表总分的相关系数在0.689～0.823之间，这些结果均具有统计学意义（$P<0.01$）。一般认为：条目与因子之间的相关系数在0.10～0.60水平就可接受；各因子之间以及因子与量表总分之间的相关系数在0.30～0.80之间即可。根据此标准，本量表所有经典信度指标完全、良好地达到了测量学的要求，证明本量表的精确性、稳定性和一致性良好。

2.因子分析

将彼此高度相关而又与别的变量相对独立的一组变量聚合成群，称因子（又称“潜变量”）。因子分析是当前研究测验结构效度的主要工具，有学者称其为因素效度。因子分析是通过研究一组观测变量的协方差来揭示其中难以直接观测到的较少的潜在变量的统计方法，它以公因子来解释原变量，达到减少变量个数的目的，以使变量结构更加清晰、简明。本研究在量表编制过程中，采用了探索性因子分析的方法。

所谓探索性因子分析是在未知有多少个主要公共因素影响观测变量、不清楚公共因素之间及公共因素与唯一性因素之间关系的情况下对数据进行强制性拟合，探究变量间潜在的结构。在探索性因子分析之前，必须分析原有变量是否适合进行因子分析，本研究通过 KMO 与 Bartlet 球形检验来考察。总量表在探索性因子分析前得到的 KMO 值为 0.864，且 Bartlett 球形检验的χ^2值均具有统计学意义（$P<0.01$），表明测试数据适合作因子分析。

探索性因子分析的结果表明，在没有限定因子个数的条件下提取特征值大于 1 的因子共 13 个，解释 59.824%的变异。根据碎石图检验结果及理论模型对结构的假设，限定抽取 6 个因子，分析结果显示，6 个因子对方差的贡献为 50.918%，与设想的能达成一致。

（三）效标关联效度

效标关联效度是考察测验分数与效标分数之间的一致性程度，或者说是指一个测验对处于特定情境中的个体行为进行预测时的有效性。效标关联效度是以一个公认有效的量表（金标准）作为效标，检测新量表与标准量表测定结果的相关性，相关系数越大表示量表的效标关联效度越好。因为缺乏公认的“金标准”量表，本研究采用两个效标考察肺结核患者自我管理量表与这些校标的相关性。

作为外在的效标，本身必须具有良好的信度与效度。大量研究证实，慢性病自我管理行为量表的中文版具有良好的信度与效度。本研究结果表明，肺结核患者自我管理行为量表与慢性病自我管理行为量表之间相关关系显著，显示效标效度良好，能达到测量的目的。

第二节　自我管理水平分析

调查结果显示，居家治疗肺结核患者自我管理水平较低，与其相关的因素为：文化水平、年龄、健康教育及督导。

一、文化水平与自我管理行为水平

本研究分析结果显示，文化水平越高的肺结核患者，自我管理行为及自我管理效能均相应较高，导致这种差异的原因，一方面可能由于文化程度较高的患者能更主动、更强烈地意识到对自身健康的责任，更能利用各种途径获取疾病的相关信息和医疗服务，同时对信息的理解也较低学历患者更深入到位，更能正确认识自己能够且应对自身的健康负责；另一方面，文化程度较高的患者对精神生活的需求相对较高，对生活质量的期望也比较高，更能理解并更愿意主动采取多种形式的症状管理和日常生活管理去促进自己的健康。

众多研究表明，肺结核不但影响患者的生理健康，而且还影响患者的心理健康，这些影响主要来自患者的病理生理改变及由此导致的各种临床症状，其中以呼吸困难对健康的影响最大。呼吸困难使得患者在日常活动甚至休息时亦感到不适，并且，身体的不适常导致情绪不稳定。因此，呼吸困难的预防与管理是肺结核患者自我管理中极其重要的环节。文献资料显示，管理呼吸困难最有效的策略是看医生、进行呼吸训练、使用药物并减少活动。文化程度越高的患者越容易采用上述措施进行症状管理，也会采取自我交谈、放松和积极向上的态度来减轻心理压抑和促进保持情绪健康稳定。鉴于这一点，卫生保健人员不但要帮助文化程度低的患者明确对自身健康的责任，调整好情绪和心态，而且还要强化相关知识和自我管理技能的培训，确保其掌握，才能使他们更好地应对自己的病情并积极、快乐地投入生活。

二、年龄与自我管理行为水平

年龄是肺结核患者自我管理行为水平的又一相关因素，35 岁以下的肺结核患者自我管理行为水平最高。相关研究表明，年轻人对自身健康的关注较高。因此，35 岁以下的肺结核患者自我管理水平最高。

三、健康教育与自我管理行为水平

健康教育是肺结核患者自我管理行为水平的又一相关因素，相较于未接受过健康教育的肺结核患者，接受过健康教育的肺结核患者自我管理行为水平相对较高。这是因为接受过健康教育的肺结核患者对疾病知识的知晓水平较高，因此更有可能会采取正确的自我管理行为。同时，接受过健康教育的肺结核患者会明白肺结核并非不可治愈，这使得其自我管理效能相对较高。以上两个方面的原因使得接受过健康教育的肺结核患者自我管理水平相对较高。

四、督导与自我管理行为水平

督导是肺结核患者自我管理行为水平的又一相关因素，相较于无人督导的肺结核患者，有人督导的肺结核患者自我管理水平相对较高。这是因为如果有人对其自我管理行为进行督导，肺结核患者无论是出于自愿或是非自愿均更有可能采取正确的自我管理行为，经过一段时间之后，即使无人对其进行督导，肺结核患者也会自觉采取正确的自我管理行为。

五、抑郁、社会支持、生活质量与自我管理行为

医学研究领域中，在探讨病因或因素之间的关系时，往往需要分析多个因素，定量地描述某些因素之间的关系，最常用的方法是多元回归分析。多元线性回归方程主要有两个作用，一是因变量与自变量之间的解释关系，二是可用于预报。对于前者，多元回归分析的目的是在研究中选择最有影响的因素，但它不能解释进入方程的哪些因素对因变量有直接作用，哪些有间接作用，以及因素之间的相互作用，而且它不能表达哪些是对因变量的直接作用没有统计学意义，但有间接作用的因素。而路径分析就可以很好地克服上述不足。

路径分析假设变量间的关系是线性的，应用多元回归分析方法与路径模型相结合来表示研究因素间的关系。路径分析的基本框架包括变量、路径和路径系数三部分，这三部分组成一个完整的路径分析图，也称“路径模型”，模型中既包含有可观测的显在变量(observed variable)，也可能包含无法直接观测的潜在变量(latent variable)。两个变量之间的因果作用极其复杂，有的是直接的单向影响(如 A→B，A 是原因，B 是结果)，有的是通过中介变量的间接影响(如 A→M→B，A 通过 M 对 B 发生作用)，而有的则是两个变量相互影响(如 A→B，B→A，A 与 B 互为因果)。研究者可以根据一定的理论和假设，建立起相应的因果模型，对于一个含有双向影响、循环作用和测量误差等因素的复杂关系结构而言，传统统计方法是很难对其作出科学分析的，而借助于因果模型，研究者便可以对这样的结构关系进行合理的分析和解释。本研究采用路径分析对肺结核患者的自我管理、生活质量、抑郁心理、社会支持之间的关系进行探讨。研究结果建立的因果关系模型表明：

(一)生活质量对自我管理行为产生直接效应

分析结果显示，肺结核患者自我管理行为水平与生活质量呈中度正相关，表明生活质量越高，自我管理行为水平越高。自我管理行为是生活质量的影响因素之一，而生活质量则可被视为自我管理行为的一种结局，两者互为因果。自我管理水平高的患者，能更积极主动地寻求帮助，了解疾病的相关知识和信息，通过调整生活习惯、心态、情绪及适当锻炼加强自身保健，尽量降低疾病对生活的影响，患者的生理机能、精神面貌会更好。反之，患者身体舒适、精神状态好，会更好地执行各种治疗任务，进行各种有益的活动和锻炼，获取更多的疾病保健知识和技能来管理自己。

(二)抑郁心理对自我管理行为产生直接和间接效应

抑郁心理与自我管理行为水平呈中度负相关，抑郁心理对自我管理行为的

影响通过两重路径进行，一是通过与生活质量的协同作用以间接方式进行，表明抑郁症状越重，生活质量越差，自我管理水平越低。另一方面，抑郁心理对肺结核患者的自我管理直接造成影响。肺结核除造成器质性损害外，常有咳嗽、咳痰和呼吸困难等症状的长期困扰，加之对呼吸困难可能造成窒息和死亡的恐惧，以致情绪低落，对周围事物缺乏兴趣，社会交往和社会活动越来越少，使生活质量进一步下降，导致自我管理水平低下。有研究表明，肺结核患者常出现不同程度的焦虑、抑郁等负性情绪，其中抑郁的发生率最高，对患者的影响也最突出。抑郁常加重肺结核患者呼吸困难的主观感觉，增加肺结核急性加重的次数，增加患者的急诊就医、住院次数，降低患者的治疗依从性，而治疗依从性是自我管理非常重要的方面。因此，患者是否存在抑郁状态也是其自我管理良好与否的重要影响因素之一，而及早发现和治疗肺结核患者的抑郁和焦虑情绪，是目前有效管理、治疗肺结核和降低其死亡率的重要方面。

（三）社会支持通过多种路径对自我管理行为产生效应

本研究分析结果显示，社会支持与自我管理呈中度正相关，社会支持通过三重路径对肺结核患者的自我管理产生影响，一是通过生活质量对自我管理有间接影响，二是通过抑郁对自我管理有间接影响，三是对自我管理直接造成影响。社会支持是一种相互交汇的网络系统，频繁的社会交往、乐观豁达的精神状态是获取社会支持资源的基础。由于肺结核患者社会活动较少甚至严重受限，以及对生活缺乏自信，致使其社会支持的水准低于健康人群。有资料显示，肺结核患者的生理机能与心理状况互为因果，因而心理症状程度直接影响到肺结核患者的社会支持水平。有文献报道，肺结核患者对社会支持不满意、家庭依从性增加，从而导致抑郁发生的可能性增大。

肺结核患者常常承受着巨大的社会心理压力，如高额医药费用、生活方式的改变和社会角色的转变等，所有这一切都需要良好的社会支持，以帮助患者积极应对压力，提高治疗依从性，有效管理疾病。本研究显示，社会支持与自我管理呈现中度正相关，这与 Gallant 等的报道一致。国内也有研究表明，社会支持可以提高治疗效果和患者的生活质量从而提高自我管理水平。因此，医护人员应该对患者家属进行教育，让其明白患者病情的好转更需要家庭和社会的支持，希望他们在给予实际物质帮助的同时，还要给予必要的情感支持。另一方面，要鼓励和引导患者主动利用各种社会支持，增加社会交往，提高生活质量，从而提高自我管理水平。

第二十章 结论与建议

一、研究结论

(一)肺结核患者自我管理行为水平较低

调查结果显示,肺结核患者自我管理行为水平较低,处于中等水平,同时,量表各条目的得分也不理想。因此,无论是总体水平还是各具体环节,肺结核患者自我管理行为均有待改善。

(二)肺结核患者自我管理行为受到诸多因素的影响

本研究从两个方面探讨肺结核患者自我管理行为的影响因素,其一是社会人口学特征,其二是抑郁、社会支持及生活质量。前者与自我管理行为相关的因素为文化水平、健康教育及督导,而后者经过路径分析,确定了患者自我管理行为与抑郁、社会支持及生活质量存在路径效应,后三者可以从多个方面,直接或间接地对前者造成影响。因此,肺结核患者自我管理行为受到诸多因素的影响,在未来相关部门采取干预措施时,应将这些因素考虑在内,从而可以有的放矢,提高干预的效果和效率。

二、建议

影响肺结核患者自我管理行为的因素很多,并且是相互关联的。很多因素源自于社会和文化信念,并且涉及知识、态度、基础结构甚至经济利益等,因此改变起来是非常困难的,没有单一的方式可以起作用,甚至某些干预可能产生非期望的作用,要针对不同类别和环境的可能需求形成一系列的策略组合。这类策略不可能通过纯粹的市场行为完成。因此,一个完整的策略体系应该如何构成以及谁为其负责,涉及很多政策和经济上的衡量与考虑。显然,在这一过程中,政府应当起着非常重要的作用,需要政府出面实施管制,或者采用相应的规制政策,降低由于“个体理性”的随意处置行为而导致的社会福利损失。基于此,本研究提出以下政策建议和改进对策:

（一）加强对肺结核相关知识的宣传

本研究分析结果显示，接受过健康教育的肺结核患者自我管理行为水平相对较高，因此，加强对肺结核相关知识的宣传，特别是对文化水平较低的患者进行科普宣传，是提高患者自我管理行为水平的重要手段。通过宣传，使肺结核患者认识到对自身健康的责任，并明白肺结核并非不可治愈的，通过良好的自我管理行为，可以缓解肺结核的症状并取得较好的治疗效果，从而提高肺结核患者的自我管理行为水平。

（二）加强对肺结核患者的督导管理

本研究分析结果显示，有人督导的肺结核患者自我管理行为水平相对较高，因此，加强对肺结核患者的督导管理，是提高其自我管理行为水平的又一重要手段。督导人员可以是多样的，包括医护人员以及家人等，督导方式也可以是多样的，包括电话随访、现场督导等。目前，在肺结核患者自我管理行为管理方面，尚缺乏专门的执行人员和管理机构，必须利用目前的卫生服务体系，与全科医师制度、社区卫生服务体系、肺结核 DOTS 政策相结合，共同承担对居家治疗肺结核患者督导的任务。

（三）将肺结核患者的自我管理行为内容纳入相关法律法规中

目前，很多患者还没有意识到自我管理行为的重要性，这是其自我管理行为水平较低的一个重要原因，因此，将肺结核患者自我管理行为的内容纳入相关法律法规中，变自愿管理为强制管理，从而可以提高肺结核患者的自我管理行为水平。

（四）加强对肺结核患者的心理疏导

本研究分析结果显示，抑郁心理会对自我管理行为产生直接或间接的影响，而肺结核患者一般病程较长，而且病情一般较为严重，因此，肺结核患者易产生抑郁心理。应加强对肺结核患者的心理疏导，定期对肺结核患者进行心理辅导，或在电视或其他媒体上，开展相应的知识讲座。

（五）应加强对肺结核患者的社会支持

本研究分析结果显示，抑郁心理会对自我管理行为产生直接或间接的影响，因此，加强对肺结核患者的社会支持是提高其自我管理行为水平的一个重要措施。鼓励患者的家属对患者进行安慰，在心理和情感上给予支持，使患者可以更为乐观地面对肺结核。并且以社区为基础，建立全面的社会支持网络，在全社会范围内形成对肺结核患者的支持氛围。

附录

附录一　肺结核患者自我管理行为量表专家咨询评议表

尊敬的专家：

您好！鉴于您的学识和成就，我们诚挚邀请您作为“肺结核患者自我管理行为量表构建”的咨询专家。

首先，感谢您对这项研究的参与与支持，我们对您付出的辛勤劳动表示最诚挚的感谢。

目前我国肺结核年新发病例约130万，居世界第二位，是全球22个结核病高负担国家之一，结核病已成为重大的公共卫生问题和社会问题。目前肺结核患者以居家治疗为主，肺结核患者的护理以自我管理为主，因此肺结核患者自身的管理就变得特别关键。本研究致力于构建一套科学、合理的肺结核患者自我管理行为测评量表，然后将其应用于实证研究，通过行为测评，掌握肺结核患者的自我管理能力，从而为确定关键制约因素，并采取有针对性的干预措施提供依据。

本调查结果仅作科学研究之用，请您根据填表说明进行问卷填写，不要留空格，以免影响结果的完整性。

由于时间紧迫，敬请您在收到该量表后一周内填好并发回。衷心感谢您的大力支持！在完成调查后，我们将根据有关规定，向您支付一定的报酬，祝您工作顺利。

政府干预与自我管理研究课题组

2016年6月1日

联系人：张乐

联系方式　电话：13153898173　E-mail：zhangle@tsmc.edu.cn

通信地址：山东省泰安市长城路中段619号泰山医学院

A 部分:专家基本情况问卷

1.姓名________

2.您的工作单位________

3.您的工作单位性质________

(1)行政管理部门 (2)公共卫生机构 (3)教学科研单位 (4)医疗机构

4.至今您的工龄有________年

5.您的年龄________岁

6.您的专业技术职称________

(1)正高 (2)副高 (3)中级 (4)初级

或您的职务________ (1)司局级 (2)处级 (3)科级 (4)其他

7.您的性别________ (1)男 (2)女

8.您的最高学位________

(1)学士以下 (2)学士 (3)硕士 (4)博士

9.您目前所从事的主要专业领域是________

(1)卫生管理 (2)卫生经济 (3)公共卫生 (4)流行病与卫生统计

(5)临床医学 (6)其他(请注明)________

10.您对肺结核患者自我管理行为测评项目的熟悉程度________

(1)很熟悉 (2)比较熟悉 (3)一般 (4)不太熟悉 (5)不熟悉

11.您的联系方式

(1)通信地址____

(2)办公电话____

(3)E-mail ____

B 部分:肺结核患者自我管理行为量表专家咨询评议表

填写说明:

1.本研究所要构建的肺结核患者自我管理行为量表是以所有有自理能力的肺结核患者为对象的。

2.量表在多次专题讨论后形成初稿,包括症状管理、信息管理、依从性管理、隔离管理、日常生活管理及情绪管理 6 个方面,共计 48 个条目。

3.请您从重要性、敏感性和可操作性 3 个方面,对各维度及条目进行打分。

4.指标的重要性(1～9):指该指标的重要程度和代表性,按很重要、较重要、一般、较不重要、很不重要,分别赋值 9、7、5、3、1 分,对于介于两等级之间的可赋中间值。

5.指标的可操作性(1～9):是指在实际评估工作中,获得该指标数据的难易程度和可信性,按操作性很好、操作性较好、一般、操作性较不好、操作性很不好,分别赋值 9、7、5、3、1 分,对于介于两等级之间的可赋中间值。

6.指标的敏感性(1～9):是指该指标对不同评价对象的区分能力,按敏感性很好、敏感性较好、敏感性一般、敏感性较不好、敏感性很不好,分别赋值9、7、5、3、1分,对于介于两等级之间的可赋中间值。

若您有修改意见,请先在"专家意见"一栏处填写修改意见,然后再作选择。

表1 自我管理行为量表各维度专家咨询表

维度	重要性评分	可操作性评分	敏感性评分
症状管理			
信息管理			
依从性管理			
隔离管理			
日常生活管理			
情绪管理			

专家意见:

表2 症状管理维度专家咨询表

条目	重要性	可操作性	敏感性
咯血时服用止血药,保持呼吸道的畅通			
突然出现剧烈的咳嗽、咳痰、体温升高、胸痛、胸闷、呼吸困难、明显气促等,及时就医			
无气促时,自行进行呼吸训练			
气促较明显时,进行氧疗			
咳嗽咳痰时,使用有效的方法清除呼吸道痰液(如有效的咳嗽法、胸部叩击法等)			
身体无水肿,痰较多、较稠时多喝水			
积极治疗合并症,预防和控制并发症			

专家意见:

表 3　　信息管理维度专家咨询表

条目	重要性	可操作性	敏感性
关注药物的不良反应、效果、剂量			
通过各种途径获得肺结核相关知识			
与其他肺结核患者交流疾病相关知识			

专家意见：

表 4　　依从性管理维度专家咨询表

条目	重要性	可操作性	敏感性
避免吃过冷、硬、油腻及辛辣刺激性食品			
流感期间，避免去公共场所			
严格执行戒烟的规定			
严格执行限酒的规定			
制订治疗疾病的生活锻炼等计划和目标			
就诊前总结病情，准备需问的问题			
保存疾病相关资料（如就诊病例、检查结果）			
疾病初期增加卧床休息时间			
恢复期逐渐增加活动量			
避免过度劳累、紧张、熬夜			
出现不良反应后及时到医院就诊			
定期送痰液到结核病防治机构检查			
坚持按医生制定的化疗方案治疗			
遵从医嘱按时、按量服药			

专家意见：

表 5　　隔离管理维度专家咨询表

条目	重要性	可操作性	敏感性
不随意吐痰			
将痰吐在盛有消毒液的痰盂内，或吐在卫生纸里包好后焚烧			
在公共场所戴口罩			
在咳嗽、喷嚏时捂住口鼻，避免痰液及飞沫四溅			
对居所进行定期消毒			
对被褥、衣服、餐具等日常用品进行消毒			
排菌者避免出入公共场所			
尽量单人居住或分床居住			
生活用品与家人分开搁置			

专家意见：

表 6　　日常生活管理维度专家咨询表

条目	重要性	可操作性	敏感性
科学平衡饮食，不偏食			
增加高热能饮食			
增加奶制品、瘦肉、豆制品和其他优质蛋白质的摄入			
饮食中增加新鲜蔬菜、水果的摄入，补充充足的维生素			
注意钙、铁的补充，增加奶类、豆类食品的摄入			
根据身体状况调节运动			
进行全身康复锻炼（如散步、踏车、打太极拳等）			
根据天气变化，及时增减衣服，预防感冒			

续表

条目	重要性	可操作性	敏感性
天冷时使用保暖设施提高温度			
定时通风换气,保持居所的空气新鲜及阳光充足			

专家意见:

表 7　　情绪管理维度专家咨询表

条目	重要性	可操作性	敏感性
心情不好时,将注意力转移到其他想做的事情上			
有烦恼的事情向亲属或朋友倾诉,寻求帮助			
保持良好的情绪和乐观的精神状态			
从事自己喜欢的休闲娱乐活动(跳舞、打太极拳、听音乐、散步等)			
控制自己不向别人发脾气			

专家意见:

附录二　居家治疗肺结核患者访谈提纲

1.您能简短地描述一下您的肺结核是什么时候被诊断的?

2.医生是如何向您解析您的疾病的,有什么样的症状?

3.当症状发生时,您是如何照顾您自己的?

4.肺结核对您的运动和日常活动有什么影响?

5.肺结核是如何影响您的生理状态和情绪的?

6.肺结核对您和您的家人及朋友的关系有什么影响?

7.您的家人或朋友是如何帮您处理您的日常生活问题的?

8.在日常生活中,您采用哪些方法来保证您的健康?

9.您有信心采取措施来维护您的健康吗?

10.在日常生活中,对于您处理疾病,能告诉我您的一些经验吗?

附录三　肺结核患者自我管理行为量表初稿

这份问卷主要用来帮助我们了解您对自己管理自己的信心及如何管理自己，以便更有效地指导我们的工作，让更多的肺结核友从中获益。本次调查资料完全保密，数据仅作为了解肺结核友生活情况并改进我们工作的依据，不涉及任何医疗问题，请您如实填写。

自我管理行为量表条目	没有	很少	有时	经常	总是
咯血时服用止血药，保持呼吸道的畅通	1	2	3	4	5
突然出现剧烈的咳嗽、咳痰、体温升高、胸痛、胸闷、呼吸困难、明显气促等，及时就医	1	2	3	4	5
无气促时，自行进行呼吸训练	1	2	3	4	5
气促较明显时，进行氧疗	1	2	3	4	5
咳嗽咳痰时，使用有效的方法清除呼吸道痰液（如有效的咳嗽法、胸部叩击法等）	1	2	3	4	5
身体无水肿，痰较多、较稠时多喝水	1	2	3	4	5
积极治疗合并症，预防和控制并发症	1	2	3	4	5
关注药物的不良反应、效果、剂量	1	2	3	4	5
通过各种方式学习肺结核病相关知识	1	2	3	4	5
与其他肺结核患者交流疾病相关知识	1	2	3	4	5
避免吃过冷、硬、油腻及辛辣刺激性食品	1	2	3	4	5
流感期间，避免去公共场所	1	2	3	4	5
严格执行戒烟的规定	1	2	3	4	5
严格执行限酒的规定	1	2	3	4	5

续表

自我管理行为量表条目	没有	很少	有时	经常	总是
制订治疗疾病的生活锻炼等计划和目标	1	2	3	4	5
就诊前总结病情，准备需问的问题	1	2	3	4	5
保存疾病相关资料（如就诊病例、检查结果）	1	2	3	4	5
疾病初期增加卧床休息时间	1	2	3	4	5
恢复期逐渐增加活动量	1	2	3	4	5
避免过度劳累、紧张、熬夜	1	2	3	4	5
出现不良反应后及时到医院就诊	1	2	3	4	5
定期送痰液到结核病防治机构检查	1	2	3	4	5
坚持按医生制定的化疗方案治疗	1	2	3	4	5
遵从医嘱按时、按量服药	1	2	3	4	5
不随意吐痰	1	2	3	4	5
将痰吐在盛有消毒液的痰盂内，或吐在卫生纸里包好后焚烧	1	2	3	4	5
在公共场所戴口罩	1	2	3	4	5
在咳嗽、喷嚏时捂住口鼻，避免痰液及飞沫四溅	1	2	3	4	5
对居所进行定期消毒	1	2	3	4	5
对被褥、衣服、餐具等日常用品进行消毒	1	2	3	4	5
排菌者避免出入公共场所	1	2	3	4	5
尽量单人居住或分床居住	1	2	3	4	5
生活用品与家人分开搁置	1	2	3	4	5
科学平衡饮食，不偏食	1	2	3	4	5
增加高热能饮食	1	2	3	4	5
增加奶制品、瘦肉、豆制品和其他优质蛋白质的摄入	1	2	3	4	5
饮食中增加新鲜蔬菜、水果的摄入，补充充足的维生素	1	2	3	4	5
注意钙、铁的补充，增加奶类、豆类食品的摄入	1	2	3	4	5
根据身体状况调节运动	1	2	3	4	5
进行全身康复锻炼（如散步、踏车、打太极拳等）	1	2	3	4	5
根据天气变化，及时增减衣服，预防感冒	1	2	3	4	5

续表

自我管理行为量表条目	没有	很少	有时	经常	总是
天冷时使用保暖设施提高温度	1	2	3	4	5
定时通风换气，保持居所的空气新鲜及阳光充足	1	2	3	4	5
心情不好时，将注意力转移到其他想做的事情上	1	2	3	4	5
有烦恼的事情向亲属或朋友倾诉，寻求帮助	1	2	3	4	5
保持良好的情绪和乐观的精神状态	1	2	3	4	5
从事自己喜欢的休闲娱乐活动（跳舞、打太极拳、听音乐、散步等）	1	2	3	4	5
控制自己不向别人发脾气	1	2	3	4	5

附录四　肺结核患者自我管理行为正式调查表

这份问卷主要用来帮助我们了解您对自己管理自己的信心及如何管理自己，以便更有效地指导我们的工作，让更多的肺结核友从中获益。本次调查资料完全保密，数据仅作为了解肺结核友生活情况并改进我们工作的依据，不涉及任何医疗问题，请您如实填写。

自我管理行为量表条目	没有	很少	有时	经常	总是
咯血时服用止血药，保持呼吸道的畅通	1	2	3	4	5
突然出现剧烈的咳嗽、咳痰、体温升高、胸痛、胸闷、呼吸困难、明显气促等，及时就医	1	2	3	4	5
无气促时，自行进行呼吸训练	1	2	3	4	5
气促较明显时，进行氧疗	1	2	3	4	5
咳嗽咳痰时，使用有效的方法清除呼吸道痰液（如有效的咳嗽法、胸部叩击法等）	1	2	3	4	5
身体无水肿，痰较多、较稠时多喝水	1	2	3	4	5
关注药物的不良反应、效果、剂量	1	2	3	4	5
通过各种方式学习肺结核病相关知识	1	2	3	4	5
与其他肺结核患者交流疾病相关知识	1	2	3	4	5
避免吃过冷、硬、油腻及辛辣刺激性食品	1	2	3	4	5
严格执行戒烟的规定	1	2	3	4	5
严格执行限酒的规定	1	2	3	4	5
疾病初期增加卧床休息时间	1	2	3	4	5
恢复期逐渐增加活动量	1	2	3	4	5

续表

自我管理行为量表条目	没有	很少	有时	经常	总是
定期送痰液到结核病防治机构检查	1	2	3	4	5
出现不良反应后及时到医院就诊	1	2	3	4	5
坚持按医生制定的化疗方案治疗	1	2	3	4	5
将痰吐在盛有消毒液的痰盂内，或吐在卫生纸里包好后焚烧	1	2	3	4	5
在咳嗽、喷嚏时捂住口鼻，避免痰液及飞沫四溅	1	2	3	4	5
对居所进行定期消毒	1	2	3	4	5
对被褥、衣服、餐具等日常用品进行消毒	1	2	3	4	5
生活用品与家人分开搁置	1	2	3	4	5
科学平衡饮食，不偏食	1	2	3	4	5
增加高热能饮食	1	2	3	4	5
增加奶制品、瘦肉、豆制品和其他优质蛋白质的摄入	1	2	3	4	5
饮食中增加新鲜蔬菜、水果的摄入，补充充足的维生素	1	2	3	4	5
注意钙、铁的补充，增加奶类、豆类食品的摄入	1	2	3	4	5
根据身体状况调节运动	1	2	3	4	5
根据天气变化，及时增减衣服，预防感冒	1	2	3	4	5
定时通风换气，保持居所的空气新鲜及阳光充足	1	2	3	4	5
心情不好时，将注意力转移到其他想做的事情上	1	2	3	4	5
有烦恼的事情向亲属或朋友倾诉，寻求帮助	1	2	3	4	5
保持良好的情绪和乐观的精神状态	1	2	3	4	5
控制自己不向别人发脾气	1	2	3	4	5

附录五 肺结核患者抑郁状态自评量表

编号________

根据您最近一星期的实际情况在适当选项处打“√”。

条目	偶尔	有时	经常	持续
1. 我感到情绪沮丧、郁闷				
2. 我感到早晨心情最好				
3. 我要哭或想哭				
4. 我夜间睡眠不好				
5. 我吃饭像平时一样多				
6. 我的性功能正常				
7. 我感到体重减轻				
8. 我为便秘烦恼				
9. 我的心跳比平时快				
10. 我无故感到疲劳				
11. 我的头像往常一样清楚				
12. 我做事情像平时一样不感到困难				
13. 我坐卧不安，难以保持平静				
14. 我对未来感到有希望				
15. 我比平时更容易激怒				
16. 我觉得决定什么事很容易				
17. 我感到自己是有用的和不可或缺的人				
18. 我的生活很有意义				
19. 假若我死了别人会过得更好				
20. 我仍旧喜欢自己平时喜爱的东西				

附录六　肺结核患者社会支持评定量表

编号________

下面的问题用于了解您在社会中所获得的支持，请按各个问题的具体要求，根据您的实际情况填写，谢谢您的合作。

1. 您有多少关系密切、可以得到支持和帮助的朋友？（只选一项）

(1)一个也没有　(2)1～2个　(3)3～5个　(4)6个或6个以上

2. 近一年来您：（只选一项）

(1)远离家人，且独居一室

(2)住处经常变动，多数时间和陌生人住在一起

(3)和同事或朋友住在一起

(4)和家人住在一起

3. 您与邻居：（只选一项）

(1)相互之间从不关心，只是点头之交

(2)遇到困难可能稍微关心

(3)有些邻居关心您

(4)大多数邻居都很关心您

4. 您与朋友或同事：（只选一项）

(1)相互之间从不关心，只是点头之交

(2)遇到困难可能稍微关心

(3)有些朋友或同事关心您

(4)大多数朋友或同事都很关心您

5. 从家庭成员得到的支持和照顾：（在合适的框内打“√”）

家庭成员	无	极少	一般	全力支持
A 夫妻(恋人)				
B 父母				

续表

家庭成员	无	极少	一般	全力支持
C 儿女				
D 兄弟姐妹				
E 其他成员				

6. 过去，在您遇到急难情况时，曾得到的经济支持和解决实际问题的帮助的来源有：

(1)无任何来源

(2)下列来源：(可选多项)

A. 配偶　　B. 其他家人

C. 朋友　　D. 亲戚

E. 同事　　F. 工作单位

G. 党、工会等官方或半官方组织　　H. 宗教、社会团体等非官方组织

其他(请列出)________

7. 过去，在您遇到急难情况时，曾经得到的安慰和关心的来源有：

(1)无任何来源

(2)下列来源：(可选多项)

A. 配偶　　B. 其他家人

C. 朋友　　D. 亲戚

E. 同事　　F. 工作单位

G. 党、工会等官方或半官方组织　　H. 宗教、社会团体等非官方组织

其他(请列出)________

8. 您遇到烦恼时的倾诉方式：(只选一项)

(1)从不向任何人诉述

(2)只向关系极为密切的 1～2 人诉述

(3)如果朋友主动询问您会说出来

(4)主动诉述自己的烦恼，以获得支持和理解

9. 您遇到烦恼时的求助方式：(只选一项)

(1)只靠自己，不接受别人帮助　　(2)很少请求别人帮助

(3)有时请求别人帮助　　(4)有困难时经常向家人、亲友、组织求援

10. 对于团体(党组织、宗教组织、工会等)组织活动，您：(只选一项)

(1)从不参加　　(2)偶尔参加

(3)经常参加　　(4)主动参加并积极活动

附录七　肺结核患者生存质量评分表

编号________

这份问卷是用来帮助我们更进一步了解您的呼吸问题是如何正在困扰您的以及它是如何影响您的生活的。我们通过它发现疾病在哪一方面对您的影响最大,但这不是医生或护士所认为的那些问题。请仔细阅读下列指导性语句,若有不明白之处请提问。不要花费太长的时间来决定您的答案。(过去3个月内的情况)

一、日常生活能力(共13项)

1.穿衣、洗脸、刷牙、梳头、剃须等:

(1)无气急,能独立完成　(2)稍气急,尚能独立完成

(3)较气急,需别人帮助完成　(4)明显气急,完全依靠别人帮助完成

2.排便:

(1)无气急,能独自完成　(2)稍气急,尚能独立完成

(3)较气急,需别人扶持完成　(4)明显气急,需用便盆

3.食欲:

(1)食欲好,吃饭香　(2)食欲尚可

(3)食欲较差　(4)不想饮食

4.洗澡:

(1)能独自洗澡

(2)独自洗澡感气急

(3)因气急在家洗澡需别人帮助完成

(4)因气急完全需别人帮助完成

5.理发:

(1)能独自外出理发　(2)因气急,需别人扶持外出理发

(3)因气急,只能在家理发　(4)因气急,只能在床上理发

6. 室外散步：

(1)无气急，能独自步行两站路程以上

(2)稍气急，能独自步行 1～2 站路程

(3)较气急，能独自步行 1 站以下路程

(4)明显气急，不能外出散步

7. 乘公共汽车：

(1)无气急，能独自乘车　　(2)稍气急，尚能独自乘车

(3)较气急，需别人扶持乘车　　(4)明显气急，不能乘车

8. 提拎物品：

(1)无气急，能拎 10 kg 以上物品行走

(2)稍气急，能拎 5～10 kg 物品行走

(3)较气急，能拎 2～5 kg 物品行走

(4)明显气急，几乎不能拎物品行走

9. 烧饭菜、整理房间、洗衣、扫地、抹桌、洗碗等：

(1)无气急　　(2)稍气急

(3)较气急，较少做　　(4)明显气急，不能参与

10. 服药：

(1)能自觉遵医嘱服药　　(2)偶需别人提醒服药

(3)经常需别人提醒服药　　(4)经别人提醒后仍经常漏服或拒绝服药

11. 上楼：

(1)不停顿上 3 楼以上　　(2)不停顿能上 2～3 楼

(3)上 2 楼需停顿　　(4)明显气急，不能独自上楼

12. 睡眠：

(1)睡眠好

(2)因咳嗽气急，睡眠较差

(3)因咳嗽气急，睡眠很差

(4)因咳嗽气急显著，整夜不能入睡或者不能平卧

13. 娱乐(看书报、看电视、听广播、下棋、打牌等)：

(1)经常(每天 1 小时以上，每周 4 天以上)

(2)有时(每天半小时，每周 3 天以上)

(3)很少(每天 10～20 分钟，每周 2～3 天)

(4)没有

二、社会活动情况(共 7 项)

1. 乐于帮助别人：

(1)经常(每月 4 次以上)　(2)多次(每月 2～3 次)
(3)很少(每月 1 次)　(4)没有

2.与邻居、同事、亲友等交往:
(1)经常(每月 4 次以上)　(2)多次(每月 2～3 次)
(3)很少(每月 1 次)　(4)没有

3.友情:
(1)喜交朋友,并保持密切联系　(2)有朋友,保持一般联系
(3)很少与朋友联系　(4)没有朋友联系

4.社会活动(里弄活动、公益活动、社会兼职等):
(1)凡有活动均参加　(2)经常参加
(3)偶尔参加　(4)不参加

5.父母职能履行:
(1)非常关心家庭、子女和下一代　(2)尚关心
(3)不太关心　(4)毫不关心

6.夫妻关系:
(1)夫妻间相互关心支持　(2)尚能互相支持交流
(3)互相支持交流不多　(4)互不理睬,感情濒于破裂

7.对新闻时事的兴趣和关心:
(1)非常关心,并经常议论　(2)关心
(3)稍关心　(4)不关心

三、抑郁心理症状(共 8 项)

1.因病而闷闷不乐:
(1)没有　(2)很少(每周 1 次)
(3)较多(每周 2～3 次)　(4)常有(每周 4 次以上)

2.做事思想不集中:
(1)经常(每月 4 次以上)　(2)多次(每月 2～3 次)
(3)很少(每月 1 次)　(4)没有

3.对原来感兴趣的事情现在不感兴趣:
(1)经常(每月 4 次以上)　(2)多次(每月 2～3 次)
(3)很少(每月 1 次)　(4)没有

4.责备自己:
(1)经常(每月 4 次以上)　(2)多次(每月 2～3 次)
(3)很少(每月 1 次)　(4)没有

5.感到自己没有价值：

(1)经常(每月 4 次以上)　　(2)多次(每月 2～3 次)

(3)很少(每月 1 次)　　(4)没有

6.感到生活快乐满意：

(1)非常满意　　(2)满意　　(3)尚满意　　(4)不满意

7.对治疗疾病的信心：

(1)充满信心　　(2)有信心　　(3)信心不足　　(4)毫无信心

8.感到孤独：

(1)没有　　(2)很少　　(3)较多　　(4)常有

四、焦虑心理症状(共 7 项)

1.感到容易疲劳：

(1)没有　　(2)很少　　(3)较多　　(4)常有

2.感到一阵阵心慌：

(1)没有　　(2)很少　　(3)较多　　(4)常有

3.脸一阵阵发红发热：

(1)没有　　(2)很少　　(3)较多　　(4)常有

4.感到手脚一阵阵发麻或发抖：

(1)没有　　(2)很少　　(3)较多　　(4)常有

5.无缘无故发脾气：

(1)没有　　(2)很少　　(3)较多　　(4)常有

6.感到害怕：

(1)没有　　(2)很少　　(3)较多　　(4)常有

7.做噩梦：

(1)没有　　(2)很少　　(3)较多　　(4)常有

主要参考文献

[1]李鲁.社会医学[M].3版.北京:人民卫生出版社,2003.

[2]全国第五次结核病流行病学抽样调查技术指导组.2010年全国第五次结核病流行病学抽样调查报告[J].中国防痨杂志,2010,34(8):485-508.

[3]World Health Organization. Global tuberculosis report 2012 [R]. Geneva: WHO,2012.

[4]World Health Organization. Stop TB at the source: WHO report on the tuberculosis epidemic [R]. Geneva: WHO,1995.

[5]李立明.流行病学[M].5版.北京:人民卫生出版社,2004.

[6]王增鑫,尹畅,刘西国.药品集中采购制度下药价虚高的成因与制约[J].中国卫生经济,2014,4:72-74.

[7]沈建恩,雷涛,王祖恩.肺结核患者病人化疗依从性相关因素研究[J].中国防痨杂志,2007,29(2):133-135.

[8]黄茂平,刘波,朱雪萍.农村家庭成员督导老年肺结核患者治疗依从性效果分析[J].中国公共卫生管理,2012,28(2):173-174.

[9]崔萍,赵辉,周志燕.影响肺结核病人规律服药的相关因素分析[J].社区医学杂志,2007,5(9):30.

[10]王耶盈,何朝阳,李武.家庭督导员影响新发肺结核患者治疗依从性研究[J].现代预防医学,2009,36(21):4113-4116.

[11]李珍,徐凌忠,盖若琰.临沂市居家化疗肺结核病人废弃物处置现状及其对策研究[J].中国卫生事业管理,2013(11):877-878.

[12]魏萱,杨平,徐凌忠.居家治疗农村肺结核患者废弃物认知及影响因素分析[J].中国卫生事业管理,2014(5):392-394.

[13]汪心海,李文睿,郭彬.活动性肺结核患者生活废弃物处理现状研究[J].医学与哲学,2014,35(2):45-47.

[14]Lin Mei, Ruoyan Gai Tobe, Hong Geng. A cross-sectional study of

sputum handling by and supervision of patients with pulmonary tuberculosis treated at home in China [J]. BioScience Trends, 2012, 6(6):296-302.

[15]宋磊.2型糖尿病合并肺结核患者的饮食干预效果[D].郑州:郑州大学,2014.

[16]朱红.2型糖尿病并发肺结核病遗传和环境危险因素探讨[D].天津:天津医科大学,2006.

[17]王奕.自我管理教育对高血压患者的影响[J].医学理论与实践,2011,24(4):409-410.

[18]农丽宁.糖尿病患者自我管理教育的研究进展[J].内科,2012,7(5):560-563.

[19]Rosenbaum M. A schedule for assessing self-control behaviors: Preliminary findings[J]. Behavior Therapy, 1980, 11(1):109-121.

[20] Rude S S. Relative benefits of assertion or cognitive self-control treatment for depression as a function of proficiency in each domain[J]. Journal of Consulting and Clinical Psychology, 1986, 54(3): 390-394.

[21] Brandon J E, Oescher J, Loftin J M. The Self-Control questionnaire: An assessment[J]. Health Values: Health Behavior, Education & Promotion, 1990, 14(3):3-9.

[22]Williams R L, Moore C A, Pettibone T J, et al. Construction and validation of a brief self-report scale of self-management practices[J]. Journal of Research in Personality, 1992, 26(3): 216-234

[23] Castaneda M, Kolenko T A, Aldag R J. Self-management perceptions and practices: A structural equations analysis[J]. Journal of Organizational Behavior, 1999, 20(1):101-120.

[24] Schuurmans H, Steverink N, Frieswijk N, et a1. How to Measure Self-management Abilities in Older People by self-report. The Development of the SMAS-30[J]. Quality of Life Research, 2005,14(10): 2215-2228.

[25] Febbraro, C1um. The limits of bibliotherapy: A study of the differentialeffectiveness of self administered interventions in individuals with panic attacks[J]. Behavior therapy, 1999,30(2):209-222.

[26] Lorig K, Stewar A, Ritter P, et al. Outcome measures for health education and other health care interventions[J]. Thousand Oaks: SAGE Publications Inc, 1996: 41-44.

[27]Swerissen H, Belfrage J, Weeks A, et a1. A randomized trial of a self-management program for people with a chronic illness from Vietnamese,

Chinese, Italian and Greek backgrounds[J]. Patient Educ Couns, 2006, 64(3):360-368.

[28] Siu A M, Chan C C, Poon P K, et a1. Evaluation of the chronic disease self-management program in a Chinese population[J]. Patient Educ Couns, 2007, 65(1): 42-50.

[29] Chan C C, Siu A M, Poon P K, et al. Chronic disease self-management program for Chinese patients: a preliminary mufti-baseline study[J]. Int J Rehabil Res, 2005, 28(4):351-354.

[30]傅东波,丁永明,傅华.上海慢性病自我管理项目实施效果的评价[J].中国公共卫生, 2003,19(2):223-225.

[31]朱建林.上海市关节炎自我管理项目的实施与评估[D].上海:复旦大学,2006.

[32] Michigan Diabetes Research and Training Center. Michigan, University of Michigan Health system, 1998[2007-10-03]. http://www.med.umich.edu/mdrtc/profs/survey.html.

[33] Fitzgerald J T, Davis W K, Connell C M, et al. Development and validation of the diabetes care profile[J]. Evaluation and the Health Professions,1996,19:209-231.

[34]张利峰.肾移植受者出院后的自我管理行为及其相关因素的研究[D].广州:中山大学,2007.

[35]贺小格.大学生自我管理量表编制[D].长沙:湖南师范大学,2004.

[36]陈永进,陈和平,魏昌武.青少年自我管理问卷的初步编制[J].中国临床心理学杂志,2008,16(3): 272-273.

[37]王益明.自我管理心理品质的结构及测量研究[D].上海:华东师范大学,2001.

[38]庄桂敏.肾移植出院受者自我管理现状及影响因素的研究[D].福州:福建医科大学,2007.

[39]佘燕朝.血透患者自我管理水平对其健康状况影响的研究[D].天津:天津医科大学,2007.

[40]罗世香.护理干预对维持性血液透析患者自我管理行为影响的研究[D].沈阳:中国医科大学,2007.

[41]王爱平,冯茂玲.血液透析患者自我管理行为问卷的开发[J].中国卫生统计,2005,22(6):368-372.

[42]张晓艳,楚平华,魏贵明.癫痫患者自我效能与自我管理行为的相关性研究[J].护理管理杂志,2008,8(1):5.

[43]刘鹏飞，王宜芝，孙玉梅. 腹膜透析患者自我管理行为与自我效能的相关性分析[J]. 中华护理杂志，2006，41(7)：615.

[44]梁玉民. 糖尿病患者自我管理能力调查分析[J]. 现代预防医学，2007，34(8)：1556-1557.

[45]刘萍，张晓旭，陈谦. 高血压患者自我管理状况调查分析[J]. 实用医院临床杂志，2008，5(2)：90.

[46] Gupta U G，Clarke R E. The theory and applications of Delphi Technique：A Bibliography (1975-1994)[J]. Technological Forecasting and Social Change，1996(53)：185-211.

[47] Martino J P. A review of selected recent advances in technological forecasting[J]. Technological Forecasting and Social Change，2003(70)：719-733.

[48] Barbara Starfield. Health Services Research：A working model[J]. The New England Journal of Medicine，1973：132-135.

[49]赵芳芳，杨丽，刘玮玮. 2型糖尿病患者自我管理效能与生存质量的相关性[J]. 中国老年学杂志，2014，34(19)：5547-5549.

[50]Berardisa G D，Pellegrinia F，Franciosia M，et al. Are type 2 diabetic patients offered adequate foot care? The role of physician and patient characteristics [J]. Diabetes Complicate，2005，19：319-327.

[51]Viswanathan V，Wadud J R，Madhavan S，et al. Comparison of post amputation outcome in patients with type 2 diabetes from specialized foot care centers in three developing countries [J]. Diabetes Res Clin Pract，2010，88(2)：146-150.

[52]周英华，钱会娟，袁长蓉. 中文版癌症自我管理效能量表在肺癌人群中的信效度研究[J]. 解放军护理杂志，2013，30(7)：31-33.

[53]令狐晓娟，康宏春，赵和平. 癌症患者自我管理效能感与社会支持现状及其相关性分析[J]. 中国慢性病预防和控制，2014，22(6)：704-706.

[54]钱会娟. 癌症患者自我管理效能感水平的横断面研究及其影响因素分析[D]. 上海：第二军医大学，2011.

[55]马颖. 108例癌症患者自我管理效能感水平及相关因素研究[D]. 长春：吉林大学，2013.

[56]朱勤芬，陆云，赵春芳. 直肠癌结肠造口癌因性疲乏患者的自我管理效能及其影响因素[J]. 解放军护理杂志，2015，32(9)：22-24.

[57]陆云，徐桂花，朱勤芬. 结肠造口患者癌因性疲乏症状体验与自我管理效能感的相关性研究[J]. 护理学报，2014，21(24)：37-39.

[58]钱多,徐旭娟,黄学芳.影响肝癌患者动脉化疗栓塞术后自我管理效能感的多因素分析[J].护理学报,2015,22(1):9-15.

[59]张娟.不同年龄原发性肝癌患者TACE术后自我管理效能感的相关影响因素分析及护理对策[J].中国肝脏病杂志,2016,8(1):76-79.

[60]冯希源,罗碧如.妇科化疗患者症状体验与自我管理效能感的相关性研究[J].护理学报,2012,19(1):10-12.

[61]徐江华.中风患者出院前自我管理效能感现状及影响因素研究[D].武汉:湖北中医药大学,2013.

[62]施萍.前列腺增生患者术前自我管理效能感及影响因素研究[D].锦州:辽宁医学院,2015.

[63]贾崇岩.尘肺病患者自我管理量表的开发与评价[D].唐山:河北联合大学,2014.

[64]曲波,郭海强,任继萍.结构方程模型及其应用[J].中国卫生统计,2005,6(22):405-407.

[65]侯杰泰.结构方程模型及其应用[M].北京:科学教育出版社,2005.

[66] Marcus B H, Forsyth L H. Physical activity interventions using mass media, print media, and information technology [J]. Am J Prev Med, 1998, 16:362-378.

[67] Bock B C, Pinto B M. Maintenance of physical activity following an individualized motivationally tailored intervention [J]. Ann Behav Med, 2001, 23:79-87.

[68] 何夏婷.高校学生乙型肝炎知识-态度-行为问卷的编制、评价以及应用[D].广州:暨南大学,2010.

[69]夏文,牟少华,王斌.小学生水域安全教育知信行模型研究[J].中国安全科学学报,2014,24(4):136-141.

[70] 周榕榕,康晓平,田本淳.多组结构方程在学生结核病防治KAP模型比较研究中的应用[J].中国卫生统计,2014,31(1):41-44.

[71] 王燕,张胜林,王亮.结构方程模型在健康行为改变理论中的应用[J].中国健康教育,2010,26(9):673-675.

[72] 张胜林.健康行为改变理论统计模型研究——结构方程模型的应用[D].武汉:华中科技大学,2009.

[73] 马婕,常峰.影响居民选择社区医院就医的行为因素研究[J].科教文汇(下旬刊),2012(4):129-131.

[74] 王亮,王燕,赵瑾珠.基于计划行为理论的女性性工作者安全套使用行为影响因素的分析[J].中国健康教育,2012,28(6):445-447.

[75] 万莹.运用计划行为理论分析高血压患者遵医服药行为的影响因素[D].武汉:华中科技大学,2013.

[76] 邹阿罗,陈永法.老年人自我药疗中不合理用药行为影响因素分析[J].中国处方药,2013,11(3):48-50.

[77] 刘海滨,梁振东.基于SEM的不安全行为与其意向关系的研究[J].中国安全科学学报,2012,22(2):23-29.

[78] 陈占锋,陈纪瑛,张斌.电子废弃物回收行为的影响因素分析——以北京市居民为调研对象[J].生态经济,2013,(2):178-183.

[79]魏洁.农村老年糖尿病患者知识、自我效能感与自我管理行为相关性研究[D].杭州:杭州师范大学,2013.

[80] 郑卫军.农村糖尿病患者自我管理行为研究[D].杭州:浙江大学,2011.

[81] 王君俏,刘明.成人非胰岛素依赖型糖尿病患者自我效能与自护行为的相关性研究[J].中华护理杂志,2003,38(6):429-431.

[82] 贾芸,龚婷,桑末心.2型糖尿病患者自我效能与自护行为的相关性研究[J].现代护理,2005,11(19):1586-1588.

[83] 陆璐,王烈.应对方式和自我效能对糖尿病患者治疗依从性的影响[J].中国初级卫生保健,2008,22(3):75-77.

[84] Xu Y, Toobert D, Savage C, et al. Factors influencing diabetes self-management in Chinese people with type 2 diabetes[J]. Res Nurs Health, 2008, 31(6):613-625.

[85] Shi Q, Ostwald S K, Wang S. Improving glycaemic control self-efficacy and glycaemic control behavior in Chinese patients with Type 2 diabetes mellitus: randomised controled trial[J]. J Clin Nurs, 2010,19(3-4):398-404.

[86] 朱莉珍,吴克明,岑洲.社区糖尿病自我管理项目干预效果评价[J].上海预防医学杂志,2005,17(10):506-508.

[87]焦艳会.服药自我效能干预对社区原发性高血压患者血压影响的研究[D].长春:吉林大学,2011.

[88]王娟,浪森阳,冯杰.癫痫患者的自我效能与生活质量[J].中国临床康复,2006,10(10):142-145.

[89]赵晓霜,李春玉,李彩福.社区糖尿病患者健康素养和自我效能对健康状况影响的路径分析[J].中华护理杂志,2013,48(1):63-65.

[90]郭婷.社区老年慢性疼痛患者社会支持、自我效能与生活质量的关系研究[D].天津:天津医科大学,2014.

[91]翟颖莉.自我效能干预对社区老年高血压患者自我管理行为的影响

[D]. 延吉:延边大学,2011.

[92]张华. 基于信息-动机-行为技巧模型的女性性工作者艾滋病高危行为研究[D]. 济南:山东大学,2011.

[93]张华,庄霞,刁玉涛. 基于信息-动机-行为技巧模型的女性性工作者艾滋病高危行为研究[J]. 山东大学学报(医学版),2013,51(5):108-112.

[94]杨一偲,周琪,车明杰. IMB 模型与农民工艾滋病预防行为影响因素分析[J]. 实用预防医学,2014,21(10):1187-1190.

[95] 胡浩. 结构方程模型在艾滋病高危行为分析中的应用[D]. 济南:山东大学,2008.

[96] 刘志浩. IMB 模型在大学生生殖健康中的应用研究[D]. 南京:东南大学,2009.

[97]林田,关向东,袁文华. 以 IMB 模型为理念的行为干预在 2 型糖尿病中的应用[J]. 现代预防医学,2012,39(22):5803-5805.

[98]王瑾,严胜,王英. 基于 IMB 模型的上海市女性流动人口生殖健康干预效果评价[J]. 上海交通大学学报(医学版),2013,33(3):335-338.

[99]王英,马进,王瑾. 上海市流动人口未婚女性 IMB 生殖健康量表的信度和效度分析[J]. 上海交通大学学报(医学版),2013,33(2):209-213.

[100]唐万琴,彭维斌,杨开玺. IMB 模型在苏北农村初中生结核病预防行为干预中的应用[J]. 中国卫生统计,2012,29(4):535-537.

[101]徐桂花,陆云,朱勤芬. 信息动机行为技巧模型健康教育在结肠造口患者中的实施观察[J]. 2015,22(8):67-69.

[102]赵媛,王燕,廉军孝. 信息-动机-行为技巧模型在老年全髋关节置换术患者早期康复护理中的应用研究[J]. 中华护理杂志,2014,49(8):952-956.

[103]李欢龙,刘丹丹,陈昌可. 艾滋病高危行为三结合干预模式效果评价[J]. 浙江预防医学,2014,26(5):477-480.

[104]彭佳林. 艾滋病健康教育与行为干预效果评价指标体系构建及行为干预模式研究[D]. 武汉:华中科技大学,2008.

[105]黄建华. 暗娼人群预防艾滋病工作效果评价[D]. 杭州:浙江大学,2011.

[106]胡志,马颖,秦侠. 成本效用分析在艾滋病行为干预效果评价中的应用[J]. 中国卫生经济,2004,23(6):31-33.

[107]陈子慧,黄宝明,黄善盛. 江门市女性性服务工作者性病艾滋病干预效果评价[J]. 华南预防医学,2007,33(4):29-33.

[108]戚桂平,周霞,张原. 娱乐场所性病艾滋病高危行为干预效果评价[J]. 中国初级卫生保健,2007,21(9):73-74.

[109]李衡，刘玉华. 娱乐场所女性就业人员艾滋病知识及行为干预[J]. 中国公共卫生，2007，23(7)：866-868.

[110]陈忠伟，王强，赵锦. 社区高血压病人干预措施的效果评价[J]. 现代预防医学，2003，30(6)：793-795.

[111]陈史蓉，罗惠平，顾亚琴. 上海市塘桥社区居民高血压自我管理效果评价[J]. 中国初级卫生保健，2008，22(11)：70-72.

[112]钱雪冰，金燕芳，陈明朗. 南通市城乡居民恶性肿瘤健康教育效果评价[J]. 中国健康教育，2006，22(1)：17-19.

[113]刘跃. 中学生结核病防治健康教育的效果评价[J]. 安徽预防医学教育，2014，20(1)：58-60.

[114]汪海光，孟军华，黄文姬. 唐山市居民高血脂相关知识、态度、行为干预效果评价[J]. 医学与哲学(人文社会医学版)，2011，32(8)：35-37.

[115]石长胜. 泰安市农村居民健康教育与行为干预效果评价[J]. 中国健康教育，2007，23(4)：289-291.

[116]张建华，李俊林，黄远霞. 武汉建筑业农民工健康教育效果评价[J]. 中国健康教育，2007，23(5)：365-367.

[117]陈叶纪，王根生，张贵富. 黄山地区农民吸烟行为干预及其效果评价[J]. 中国健康教育，2002，18(3)：142-144.

[118] Weber M, Wyne K. A cognitive/behavioral group intervention for weight loss in patients treated with atypical antipsychotics [J]. Schizophr Res, 2006, 83:95-101.

[119] Clancy D E, Brown S B, Magruder K M, et al. Group visits in medically and economically disadvantaged patients with type 2 diabetes and their relationships to clinical outcomes [J]. Top Health Inf Manage, 2003, 24 (1):8-14.

[120]Trento M, Passera P, Bajardi M, et al. Lifestyle intervention by group care prevents deterioration of type II diabetes: a 4-year randomized controlled clinical trial [J]. Diabetologia, 2002, 45:1231-1239.

[121]Trento M, Passera P, Borgo E, et al. A 5-year randomized controlled study of Learning, problem solving ability, and quality of life modifications in people with type 2 diabetes managed by group care[J]. Diabetes Care, 2004, 27: 670-675.

[122] Trento M, Passera P, Borgo E, et al. A 3-year prospective randomized controlled clinical trial of group care in type 1 diabetes [J]. Nutrition, Metabolism & Cardiovascular Diseases, 2005, 15:293-301.

[123] Sadur C N, Moline N, Costa M, et al. Diabetes management in a health maintenance organization: efficacy of care management using cluster visits [J]. Diabetes Care, 1999,22(12):2011-2017.

[124] Blumenfeld A, Tischio M. Center of Excellence for Headache Care: Group Model at Kaiser Permanente [J]. Headache, 2003,43:431-440.

[125] Maizels M, Saenz V, Wirjo J. Impact of a group-based model of disease management for headache [J]. Headache, 2003, 43:621-627.

[126] Scott J C, Conner D A, Venohr I, et al. Effectiveness of a group outpatient visit model for chronically ill older health maintenance organization members: A 2-year randomized trial of the cooperative health care clinic[J]. J Am Geriatr Soc, 2004,52:1463-1470.

[127] Miller D, Zantop V, Hammer H, et al. Group medical visits for low income women with chronic disease: a feasibility study [J]. J Womens Health, 2004,13: 217-225.

[128] Masley S, Phillips S, Copeland J R. Group office visits change dietary habits of patients with coronary artery disease [J]. J Fam Pract, 2001, 50:235-239.

[129] Mortberg E, Kadsson A, Fyring C, et al. Intensive cognitive-behavioral group treatment (CBGT) of social phobia: A randomized controlled study [J]. Anxiety Disorders, 2006,20:646-660.

[130] Linton S J, Ryberg M. A cognitive-behavioral group intervention as prevention for persistent neck and back pain in a non-patient population: a randomized controlled trial [J]. Pain, 2001,90:83-90.

[131] Hosakaa T, Sugiyamaa Y, Hiraib K, et al. Effects of a modified group intervention with early-stage breast cancer patients [J]. General Hospital Psychiatry, 2001,23:145-151.

[132] Coleman E, Grothaus L, Sandhu N, et a1. Chronic care clinics: a randomized controlled trial of a new model of primary care for frail older adults [J]. J Am Geriatr Soc, 1999,47(7):775-783.

[133] Beck A, Scott J, Williams P, et a1. A randomized trial of group outpatient visits for chronically ill older HMO members: the cooperative health care clinic [J]. J Am Geriatr Soc, 1997,45(5):543-549.

[134]吴克明,朱兰,王剑波.高血压患者群组干预管理的社区实施与评价[J].中华全科医师杂志,2014,13(2):102-106.

[135]朱兰,吴克明,顾丹.群组干预管理对社区高血压患者的生命质量影

响评价[J]. 中国卫生资源,2014,17(2):131-134.

[136]赵学军,高俊岭,傅华. 社区高血压群组干预对患者依从性的影响研究[J]. 中国全科医学,2011,14(11):1181-1184.

[137]周艳红. 社区高血压群组干预对患者治疗依从性的影响研究[J]. 中国医药导刊,2014,16(4):631-632.

[138]陈玲. 社区高血压群组干预对患者治疗依从性的影响研究[J]. 齐齐哈尔医学院学报,2013,34(1):109-110.

[139]余东远,冯献湘,黎明强. 群组干预对社区高血压患者治疗依从性的影响[J]. 中国健康教育,2012,28(12):1000-1014.

[140]陈沛根. 社区高血压群组干预模式的评价研究[J]. 中国保健营养,2014(1):489-490.

[141]高俊岭. 社区高血压群组干预模式的评价研究[D]. 上海:复旦大学,2009.

[142]黄俊,孙彦文,刘奕男. 农村糖尿病团队群组管理模式的定性效果评价[J]. 上海预防医学,2007,19(6):315-316.

[143]成建萍. 运用群组管理社区糖尿病患者的效果[J]. 江苏卫生保健,2009,11(2):23-24.

[144]陈能栋. 运用以群组管理为主的社区糖尿病综合干预模式的效果[J]. 中国民康医学,2012,24(21):2647-2648.

[145]唐倩如. 社区干预模式对糖调节受损人群的管理效果分析[J]. 中国临床保健杂志,2011,14(3):296-299.

[146]姜杨,刘雪珍,徐瑾. 群组干预对精神障碍患者康复的效果[J]. 中华现代护理杂志,2014,20(24):3064-3066.

[147]包昌琳,白丽琼,唐益. 不同电话督导与传统督导方式对肺结核患者治疗管理效果的探讨[J]. 实用预防医学,2012,19(12):1083-1086.

[148]包昌琳. 不同督导方式对肺结核患者治疗的影响研究[D]. 长沙:中南大学,2010.

[149]杨华林,包昌琳,白丽琼. 电话督导与传统督导对湖南农村肺结核患者干预效果的比较[J]. 中国防痨杂志,2011,33(10):646-650.

[150]朱伟. 溧阳市农村地区不同督导方式下肺结核患者治疗管理效果探讨[D]. 苏州:苏州大学,2013.

[151]李俊民,张秋莲,陈志利. 家庭干预模式在肺结核患者防治中的应用[J]. 医学动物防制,2011,27(6):572-574.

[152]张建明,李景和,苏庆英. 医生及家属联合督导在落实肺结核病人全程督导化疗中的作用[J]. 中国防痨杂志,2008,30(1):32-33.

[153]惠亚茹,张晶晶,盖若琰. 督导管理对居家治疗传染性肺结核病人痰液处理的影响研究[J]. 中国卫生统计,2014,(4):602-605.

[154]陈荣娇,庄荣珍,李小芬. 自我效能训练对肺结核患者的心理和生存质量影响的观察[J]. 齐齐哈尔医学院学报,2014,35(22):3414-3416.

[155]邹喜荣,刘欢,刘海英. 自我管理教育在军队肺结核患者康复中的应用[J]. 护理管理杂志,2011,11(6):441-443.

[156]徐秋红,王红燕. 自我管理教育对门诊患者自护能力的影响[J]. 解放军护理杂志,2015,32(3):74-76.

[157]陈海菊,卢恒莉,李雪萍. 自我管理教育对复治肺结核患者治疗依从性的影响[J]. 湘南学院学报(医学版),2015,17(2):70-72.

[158]郑国琴,陆坚,麦衬娇. 院外跟踪护理对肺结核合并糖尿病患者自我管理水平的影响研究[J]. 护理实践与研究,2011,8(16):4-7.

[159]李惠华,温殷钰,肖虹. 院外跟踪护理对肺结核合并糖尿病患者自护意识及病情改善作用分析[J]. 实用预防医学,2013,20(8):998-999.

[160]邹喜荣,尹凤鸣. 应用协同家属护理管理模式改善老年肺结核患者健康状况的实践[J]. 中国护理管理,2014,14(7):762-765.

[161]邹喜荣, 尹凤鸣. 延续护理干预在肺结核患者自我管理中的应用[J]. 护理实践与研究, 2013,10(7):127-128.

[162]吴细英,刘小琳. 延续护理干预在肺结核合并糖尿病患者中的效果分析[J]. 赣南医学院学报, 2015,35(3):477-478.

[163]邹喜荣, 尹凤鸣. 行为转变干预模式在肺结核患者自我管理中的应用[J]. 中国护理管理,2015,15(6):744-746.

[164]刘亚莉,靖宽和,张舜. 县结防医生负责制指导涂阴肺结核患者自我治疗管理模式研究[J]. 中国防痨杂志,2010,32(6):334-337.

[165]李春梅. 系统健康教育临床路径对改善肺结核患者生活质量效果的研究[D]. 济南:山东大学,2015.

[166]施妙春,吴雪莲. 授权教育在提高糖尿病并发肺结核患者营养饮食自我管理能力中的应用[J]. 中国农村卫生事业管理,2015,35(2):271-272.

[167]林素梅. 授权理论在预防肺结核耐药中自我管理及遵医行为的影响及相关研究[J]. 当代护士,2016,6:136-138.

[168]刘小泉,李永红. 社区护理干预对肺结核患者自我管理的影响[J]. 当代护士,2016,12:35-36.

[169]张彩云. 强化自我护理管理措施对结核患者行为及病情的影响[J]. 中国卫生产业,2015,12:29-30.

[170]董燕. 肺结核患者自我管理行为的调查分析[J]. 湖北职业技术学院

学报,2012, 15(2):110-112.

[171]庄荣珍,梁志全,何燕.肺结核合并2型糖尿病患者全程自我管理干预的效果[J].沈阳医学院学报,2015, 17(1):22-24.

[172]邱彩英,虞荷荷,程爱琼.出院后健康指导对农民工肺结核患者自我管理的效果观察[J].护理与康复,2014, 13(3):283-284.

[173]张兴菊,李明霞.不住院肺结核病人的自我管理[J].社区医学杂志,2006, 4(3):41-42.

[174]彭超,包玉香.病人参与型护理模式在肺结核合并糖尿病患者自我管理中的应用[J].泰山医学院学报,2016, 37(8):953-954.

[175]张柠,张春燕.新型农村合作医疗对农民健康影响的分析[J].中国初级卫生保健,2011,25(11):6-7.

[176]张柠.新型农村合作医疗对农民门诊医疗服务利用影响的研究[J].中国卫生经济,2011,30(10):51-52.

[177]解垩.新型农村合作医疗的福利效应分析:微观数据的证据[J].人口与发展,2008,14(5):84-91.

[178] Stanton J M, Sinar E F, Balzer W K. Issues and strategies for reducing the length of self-report scales[J]. Personnel Psychology, 2002, 55(1): 167-194.

[179]张力为.信度的正用与误用[J].北京大学学报.2002,25(3):348-354.

[180]Kane M T. The precision of measurements[J]. Applied Psychological Measurement, 1996, 6:125-160.

[181]安胜利,陈平雁.量表的信度及其影响因素[J].中国临床心理学杂志, 2001, 9(4): 315-318.

[182]侯杰泰,温忠麟,成子娟.结构方程模型及其应用[M].北京:科学教育出版社,2004.

[183]Teichner C. Internal consistency and discriminant validity of the Luria NebraskaNeuropsychological Battery-Ⅲ[J]. International Journal of Neuroscience, 1999, 98(1): 141-152.

[184]Lorig K, Sobel D, Stewart A, et al. Evidence suggesting that a chronic disease self-management program can improve health status while reducing hospitalization: A randomized trial[J]. Medical Care, 1999, 37(1): 5-14.

[185]金瑜.心理测量[M].3版.上海:华东师范大学出版社,2003.

[186]黄光扬.教育测量与评价[M].上海:华东师范大学出版社,2002.

[187]Thompson B, Daniel L G. Factor analytic evidence for the construct

validity of scores: An historical overview and some guidelines[J]. Educational and Psychological Measurement, 1996, 56:213-224.

[188]Anderson J C, Gerbin D W. Structural equation modeling in practice: A review and recommended two-step approach[J]. Psychological Bulletin, 1988, 103:411-423.

[189]Hair J F, Anderson R E, Tatham R L, et al. Multivariate data analysis[M]. 5th ed. Prentice Hall International: UK, 1998.

[190]漆书青,戴海崎,丁树良.现代教育与心理测量学原理[M].北京:高等教育出版社,2002.

[191][德]胡森(Husen T),[德]特尔威斯特(Thwaite N P)主编.简明国际教育百科全书·教育测量与评价[M].许建钺译.北京:教育科学出版社,1992:34.

[192]龚耀先.心理评估[M].北京:高等教育出版社,2003.